GUIA PRÁTICO DE
NUTRIÇÃO NAS DOENÇAS RENAIS

GUIA PRÁTICO DE NUTRIÇÃO NAS DOENÇAS RENAIS

Lilian Cuppari
Fabiana Baggio Nerbass
ORGANIZADORAS

manole
editora

Editora: Kiyomi Yamazaki
Projeto gráfico: Departamento Editorial da Editora Manole
Diagramação: Elisabeth Miyuki Fucuda
Ilustrações: Luargraf Serviços Gráficos
Capa: Ricardo Yoshiaki Nitta Rodrigues
Imagem da capa: freepik.com

CIP-BRASIL. CATALOGAÇÃO NA PUBLICAÇÃO
SINDICATO NACIONAL DOS EDITORES DE LIVROS, RJ

G971

Guia prático de nutrição nas doenças renais / [editoras Fabiana Baggio Nerbass, Lilian Cuppari]. - 1. ed. - Barueri [SP] : Manole, 2025.

ISBN 9788520464021

1. Rins - Doenças - Aspectos nutricionais. 2. Rins - Doenças - Dietoterapia. I. Nerbass, Fabiana Baggio. II. Cuppari, Lilian.

24-93287

CDD: 616.610654
CDU: 616.61:615.874.2

Gabriela Faray Ferreira Lopes - Bibliotecária - CRB-7/6643

Edição – 2025

Editora Manole Ltda.
Alameda Rio Negro, 967 – cj 717
Alphaville – Barueri – SP
CEP 06454-000
Fone: (11) 4196-6000
www.manole.com.br | https://atendimento.manole.com.br/

Impresso no Brasil
Printed in Brazil

Organizadoras

Lilian Cuppari
Graduação em Nutrição pelo Centro Universitário São Camilo. Mestre e Doutora em Ciências pelo Programa de Pós-graduação em Nutrição pela Escola Paulista de Medicina da Universidade Federal de São Paulo (UNIFESP/EPM). Professora Afiliada da Disciplina de Nefrologia da UNIFESP/EPM. Coordenadora de Nutrição do Grupo Nefrostar.

Fabiana Baggio Nerbass
Graduação em Nutrição pela Universidade Federal de Santa Catarina (UFSC). Mestrado em Nutrição pela Universidade Federal de São Paulo (UNIFESP). Doutorado e Pós-doutorado em Ciências da Saúde pela Pontifícia Universidade Católica do Paraná (PUCPR). Pesquisadora na Fundação Pró-Rim em Joinville, SC.

Colaboradoras

Carla Aline Fernandes Satiro

Nutricionista pela Universidade Metodista de São Paulo. Especializada em Nutrição Renal pelo Instituto Nacional de Ensino Superior (INADES). Especialista em Terapia Nutricional e Nutrição Clínica pelo Grupo de Apoio de Nutrição Enteral e Parenteral do Hospital da Beneficência Portuguesa (GANEP). Especialista em Nutrição Clínica Pediátrica pelo Instituto da Criança e do Adolescente do Hospital das Clínicas da Universidade de São Paulo (ICr-HCFMUSP). Doutoranda em Ciências pelo Programa de Pediatria da FMUSP. Nutricionista do Ambulatório do ICr-HCFMUSP (Unidade de Nefrologia). Coordenadora de Módulo do Curso de Especialização em Nutrição Clínica Materno-Infantil do ICr-HCFMUSP.

Christiane Ishikawa Ramos

Nutricionista pela Universidade Federal da Bahia (UFBA). Especializada em Nutrição nas Doenças Renais. Mestre e Doutora em Ciências pela Universidade Federal de São Paulo (UNIFESP). Pós-doutoranda em Nefrologia pela UNIFESP. Coordenadora de Pesquisa Clínicas.

Mariana Leister Rocha Innecchi

Nutricionista pela Pontifícia Universidade Católica do Paraná (PUCPR). Especializada em Nutrição Aplicada às Doenças Renais pela Universidade Federal de São Paulo (UNIFESP). Mestre em Ciências pela UNIFESP. Doutoranda em Nefrologia pela Universidade de São Paulo (USP). Professora do Curso de Graduação em Nutrição da Universidade Católica de Santos (UNISANTOS) e da Universidade Santa Cecília (UNISANTA). Professora do Curso de Especialização em Nutrição e Nefrologia do Instituto Nacional de Ensino Superior (INADES).

Renata Rodrigues Teixeira
Nutricionista pela Faculdades Metropolitanas Unidas (FMU). Especializada em Nutrição Aplicada às Doenças Renais pela Universidade Federal de São Paulo (UNIFESP). Mestre em Ciências pela UNIFESP. Professora do Curso de Especialização em Nutrição e Nefrologia do Instituto Nacional de Ensino Superior (INADES). Nutricionista da Clínica Genética Renal.

Sumário

Seção II Outras doenças renais

Apresentação

A alimentação é parte fundamental na prevenção e no tratamento das doenças renais. O conhecimento sobre as relações entre nutrição e a fisiopatologia das várias doenças é de grande importância. Porém, sua aplicação na prática pode ser desafiadora. Assim, o objetivo primordial deste livro é o de servir como um guia prático para o cuidado nutricional nas doenças renais, com conteúdo focado principalmente aos nutricionistas, mas também de grande utilidade a outros profissionais que atuam na área da nefrologia.

Nos 15 capítulos que abrangem temas que vão de métodos de avaliação do estado nutricional à terapia nutricional em diferentes doenças renais com suas particularidades e complicações, os leitores notarão que o principal diferencial desta publicação foi o de compilar os conhecimentos mais atuais e relevantes no formato de figuras, gráficos e tabelas. Esta abordagem facilita o encontro de informações e ajuda a nortear ações no dia a dia da prática clínica.

Os capítulos foram cuidadosamente elaborados por nutricionistas especialistas em cada um dos temas com experiência em pesquisa e principalmente na assistência de pessoas com doenças renais.

Estamos confiantes que esse livro no formato proposto será de grande valia para facilitar as abordagens nutricionais de maneira prática e com base nas evidências científicas mais atuais.

Lilian Cuppari e Fabiana Baggio Nerbass

Seção I

Doença renal crônica

1

Diretrizes de prática clínica em nutrição na doença renal crônica

Lilian Cuppari
Fabiana Baggio Nerbass

INFORMAÇÕES GERAIS

O Kidney Disease Outcomes Quality Initiative (KDOQI), diretrizes de prática clínica para nutrição na doença renal crônica (DRC), foi um trabalho colaborativo entre a National Kidney Foundation (NKF) e a Academy of Nutrition and Dietetics. As diretrizes foram atualizadas em 2020[1] com foco em seis áreas principais: avaliação nutricional, terapia nutricional, recomendação de energia e proteínas, suplementação nutricional e micronutrientes e eletrólitos.

Para classificação de cada recomendação foi utilizado o sistema Grading of Recommendations, Assessment, Development and Evaluation (GRADE), uma proposta que combina a qualidade da evidência com a força da recomendação para nortear a prática clínica:

<table>
<tr><td rowspan="4">Qualidade da evidência</td><td>Alta</td><td>A</td><td rowspan="4">Força da recomendação</td><td rowspan="2">Nível 1 (recomendação)</td></tr>
<tr><td>Moderada</td><td>B</td></tr>
<tr><td>Baixa</td><td>C</td><td rowspan="2">Nível 2 (sugestão)</td></tr>
<tr><td>Muito baixa</td><td>D</td></tr>
</table>

Em situações nas quais não há evidência suficiente ou a qualidade da evidência é muito baixa para receber um grau de recomendação, mas que o grupo de trabalho considera importante fornecer alguma orientação, a recomendação não recebe uma graduação e é indicada como "opinião", tendo como base a prática clínica.

As recomendações se referem a pessoas com idade superior a 19 anos, nos estágios 1 a 5 da DRC incluindo a diálise, indicada como "D", e o transplante renal, indicado como "Tx" (Quadros 1 a 6).[1]

QUADRO 1 Diretriz 1: avaliação nutricional

1.0. Cuidados de rotina
Triagem nutricional de rotina
1.0.1. Em adultos com DRC 3-5D e pós-Tx, considerar fazer a triagem no mínimo semestralmente com a intenção de identificar aqueles em risco de desnutrição energético-proteica (opinião).
Ferramentas de triagem nutricional
1.0.2. Em adultos com DRC 3-5D e pós-Tx há evidências limitadas para sugerir o uso de uma ferramenta em detrimento de outras para identificar aqueles em risco de desnutrição energético-proteica (2D).
Avaliação nutricional de rotina
1.0.3. Em adultos com DRC 3-5D e pós-Tx, é recomendável que seja conduzida por nutricionista e seja abrangente (incluindo, mas não se limitando a, avaliação do apetite, consumo alimentar, peso corporal e índice de massa corporal [IMC], dados bioquímicos, medidas antropométricas e avalição física com foco nutricional) pelo menos nos primeiros 90 dias do início da diálise, anualmente, ou quando indicado por triagem nutricional ou referência do provedor (opinião).
1.1. Dispositivos e parâmetros antropométricos para avaliar a composição corporal
Bioimpedância para pacientes em hemodiálise
1.1.1 Em adultos em hemodiálise (HD), sugere-se o uso de bioimpedância e preferencialmente impedância bioelétrica multifrequencial (MF-BIA) para avaliar a composição corporal, quando disponível. As avaliações de bioimpedância devem ser realizadas idealmente em 30 minutos ou mais após o término da sessão de hemodiálise para permitir a redistribuição dos fluidos corporais (2C).
Bioimpedância para pacientes com doença renal crônica na fase não dialítica e em diálise peritoneal
1.1.2. Em adultos com DRC 1-5 ou em diálise peritoneal (DP), não há evidências suficientes para sugerir o uso de bioimpedância para avaliar a composição corporal (2D).

(continua)

QUADRO 1 Diretriz 1: avaliação nutricional *(continuação)*

Absorciometria de raios-X de dupla energia para avaliação da composição corporal
1.1.3. Em adultos com DRC 1-5D ou pós-Tx, é razoável usar a absorciometria de raios-X de dupla energia (DEXA) quando viável, pois continua sendo o padrão-ouro para avaliar a composição corporal, apesar de ser influenciada pelo estado de hidratação (opinião).
Composição corporal e peso corporal/índice de massa corporal
1.1.4. Em adultos com DRC 1-5D ou pós-Tx, é razoável considerar a avaliação da composição corporal em combinação com peso corporal/IMC na primeira consulta e monitorar o estado nutricional geral periodicamente ao longo do tempo (opinião).
Frequência de avaliação de peso corporal, índice de massa corporal e composição corporal
1.1.5. Em adultos com DRC 1-5D ou pós-Tx que estejam clinicamente estáveis, é aconselhável aferir o peso corporal e o IMC e monitorar alterações no peso corporal/IMC e composição corporal conforme necessário (opinião): mensalmente em pacientes em HD e DP; a cada três meses em pacientes com DRC 4-5 ou pós-Tx; a cada 6 meses em pacientes com DRC 1-3.
Avaliação do peso corporal
1.1.6. Em adultos com DRC 1-5D ou pós-Tx, é razoável que o nutricionista ou médico utilizem o julgamento clínico para determinar o método de avaliação do peso corporal (p. ex., peso atual, peso ideal, histórico de alterações de peso, medições seriais de peso; ajustes para suspeita de impacto de edema, ascite e órgãos policísticos) pela ausência de padrão de referência (opinião).
Índice de massa corporal como preditor de mortalidade
1.1.7. Em adultos em DP, sugere-se que o estado nutricional de baixo peso (com base no IMC) seja utilizado como preditor de maior mortalidade (2C). 1.1.8. Em adultos em HD, sugere-se que sobrepeso e obesidade (com base no IMC) sejam utilizados como preditores de menor mortalidade, enquanto baixo peso e obesidade mórbida (com base no IMC) sejam utilizados como preditores de mortalidade (2B). 1.1.9. Em adultos com DRC 1-5, é razoável considerar o estado nutricional de baixo peso (com base no IMC) como preditor de mortalidade, embora o risco de mortalidade associado ao excesso de peso ou à obesidade não seja claro (opinião). 1.1.10. Em adultos pós-Tx, é razoável considerar baixo peso, sobrepeso e obesidade (com base no IMC) como preditores de mortalidade (opinião).

(continua)

QUADRO 1 Diretriz 1: avaliação nutricional *(continuação)*

Índice de massa corporal e desnutrição energético-proteica

1.1.11. Em adultos com DRC 1-5D ou pós-Tx, o IMC por si só não é suficiente para estabelecer um diagnóstico de desnutrição energético-proteica (DEP), a menos que o IMC esteja muito baixo (< 18 kg/m^2) (opinião).

Espessura da dobra cutânea

1.1.12. Em adultos com DRC 1-5D (1B) ou pós-Tx (opinião), na ausência de edema, sugere-se o uso de dobras cutâneas para avaliar a gordura corporal.

Circunferência da cintura

1.1.13. Em adultos em HD, sugere-se que a circunferência da cintura possa ser utilizada para avaliar a obesidade abdominal, mas sua confiabilidade em avaliar mudanças ao longo do tempo é baixa (2C).

Índice de conicidade

1.1.14. Em adultos em HD, sugere-se que o índice de conicidade possa ser utilizado para avaliar o estado nutricional (opinião) e como um preditor de mortalidade (2C).

Cinética da creatinina

1.1.15. Em adultos em terapia dialítica, sugere-se que a cinética da creatinina possa ser usada para estimar a massa muscular; no entanto, valores muito altos ou muito baixos e a baixa ingestão de carne e/ou suplementos de creatina influenciarão a precisão dessa medição (2C).

1.2. Parâmetros bioquímicos

Medições de biomarcador único

1.2.1. Em adultos com DRC 1-5D ou pós-Tx, é aconselhável o uso de biomarcadores como a taxa de aparecimento de nitrogênio (protein nitrogen appearance – PNA) e a concentração sérica de albumina e/ou pré-albumina (se disponíveis) como marcadores complementares para avaliar o estado nutricional. No entanto, não devem ser interpretados isoladamente, uma vez que são influenciados por fatores não nutricionais (opinião).

Níveis de albumina sérica

1.2.2. Em adultos em HD, a albumina sérica pode ser usada como preditor de hospitalização e mortalidade, com níveis mais baixos associados a maior risco (1A).

1.3. Força de preensão palmar

1.3.1. Em adultos com DRC 1-5D, sugere-se que a força de preensão palmar possa ser utilizada como um indicador do estado energético-proteico e funcional quando medidas anteriores estiverem disponíveis para comparação (2B).

(continua)

QUADRO 1 Diretriz 1: avaliação nutricional *(continuação)*

1.4. Métodos para estimar a necessidade energética
Avaliação do gasto energético em repouso
1.4.1. Em adultos em terapia dialítica ou pós-Tx, é razoável utilizar a calorimetria indireta para mensurar o gasto energético em repouso (GER) quando viável e indicado, pois continua sendo o padrão-ouro (opinião).
Equações para estimativa do GER
1.4.2. Em adultos em terapia dialítica, metabolicamente estáveis, sugere-se que, na ausência de calorimetria indireta, equações preditivas podem ser utilizadas para estimar o GER, pois incluem fatores que influenciam a taxa metabólica nesta população (2C).
1.5. Índices nutricionais compostos
Avaliação global subjetiva de 7 pontos
1.5.1. Em adultos em terapia dialítica, recomenda-se o uso da avaliação global subjetiva (AGS) de 7 pontos como uma ferramenta válida e confiável para avaliação do estado nutricional (1B).
Malnutrition Inflammation Score
1.5.2 Em adultos em HD ou pós-Tx, o Malnutrition Inflammation Score (MIS) pode ser utilizado para avaliar estado nutricional (2C).
1.6. Ferramentas/métodos para avaliar a ingestão alimentar
Considerações ao avaliar a ingestão alimentar
1.6.1. Em adultos com DRC 3-5D ou pós-Tx, é aconselhável avaliar fatores além da ingestão alimentar (p. ex., medicações, conhecimento, crenças, atitudes, comportamento, acesso a alimentos, depressão, função cognitiva) para planejar intervenções dietéticas efetivas (opinião).
Registros alimentares de 3 dias
1.6.2. Em adultos com DRC 3-5D, sugere-se a utilização do registro alimentar de 3 dias, realizado em dias com e sem a HD (quando aplicável), como método preferencial para avaliar a ingestão alimentar (2C).
Métodos alternativos de avaliação da ingestão alimentar
1.6.3. Em adultos com DRC 3-5 (opinião) ou DRC 5D (2D), recordatórios alimentares de 24 horas, questionários de frequência alimentar e PNA podem ser considerados métodos alternativos de avaliação da ingestão dietética de energia e proteína (2D).

QUADRO 2 Diretriz 2: terapia nutricional

2.0. Terapia nutricional
Terapia nutricional
2.0.1. Em adultos com DRC 1-5D, recomenda-se que o nutricionista oriente a terapia nutricional com estreita colaboração com um médico ou outro membro da equipe. As metas são otimizar o estado nutricional, minimizar os riscos impostos por comorbidades, alterações metabólicas decorrentes da doença renal (1C) e desfechos clínicos adversos (opinião).
Conteúdo da terapia nutricional
2.0.2. Em adultos com DRC 1-5D ou pós-Tx, é aconselhável prescrever terapia nutricional adaptada a necessidades individuais, estado nutricional e comorbidades (opinião).
Monitoramento e avaliação da terapia nutricional
2.0.3. Em adultos com DRC 3-5D ou pós-Tx, sugere-se que o nutricionista monitore apetite, ingestão alimentar, alterações de peso corporal, dados bioquímicos, antropométricos e físicos relacionados à nutrição para avaliar a eficácia da terapia nutricional (opinião).

QUADRO 3 Diretriz 3: recomendação de energia e proteínas

3.0. Recomendação de proteínas
Restrição proteica na doença renal crônica – fase não dialítica sem diabetes
3.0.1. Em adultos com DRC 3-5 que estejam metabolicamente estáveis, recomenda-se, sob estreita supervisão clínica, restrição proteica com ou sem a utilização de cetoanálogos, para reduzir o risco de falência renal ou morte (1A) e melhorar a qualidade de vida (QV) (2C), dieta hipoproteica com 0,55 a 0,60 g de proteína/kg/dia, ou uma dieta muito restrita em proteínas, fornecendo 0,28 a 0,43 g de proteína/kg/dia suplementada com cetoanálogos/aminoácidos para alcançar a recomendação de 0,55 a 0,60 g/kg/dia.
Restrição proteica na doença renal crônica – fase não dialítica com diabetes
3.0.2. Em adultos com DRC 3-5 com diabetes, é razoável prescrever, sob estreita supervisão clínica, uma dieta com 0,6 a 0,8 g/kg/dia para manter um estado nutricional adequado e otimizar o controle glicêmico (opinião).
Recomendação de proteínas – hemodiálise e diálise peritoneal sem diabetes
3.0.3. Em adultos com DRC 5D em HD (1C) ou DP (opinião), metabolicamente estáveis, recomenda-se prescrever de 1,0 a 1,2 g proteína/kg/dia para manter um estado nutricional adequado.

(continua)

QUADRO 3 Diretriz 3: recomendação de energia e proteínas *(continuação)*

Recomendação de proteínas – hemodiálise e diálise peritoneal com diabetes 3.0.4. Em adultos com DRC 5D com diabetes, é aconselhável prescrever de 1,0 a 1,2 g proteína/kg/dia para manter um estado nutricional adequado. Para pacientes com risco de hiperglicemia ou hipoglicemia, níveis mais elevados de proteínas na dieta podem ser considerados para manter o controle glicêmico (opinião).
3.1. Recomendação de energia 3.1.1. Em adultos com DRC 1-5D (1C) ou pós-Tx (opinião) que estejam metabolicamente estáveis, recomenda-se prescrever de 25 a 35 kcal/kg/dia com base em idade, sexo, nível de atividade física, composição corporal, metas de peso, estágio de DRC e comorbidades ou presença de inflamação, para manter o estado nutricional adequado.
3.2. Tipo de proteína 3.2.1. Em adultos com DRC 1-5D (1B) ou pós-Tx (opinião), não há evidências suficientes para recomendar um tipo específico de proteína (vegetal *vs* .animal) em termos de efeitos no estado nutricional, nos níveis de cálcio e fósforo e no perfil lipídico.
3.3. Recomendação de padrões alimentares Dieta mediterrânea 3.3.1. Em adultos com DRC 1-5 pré-diálise ou pós-Tx, com ou sem dislipidemia, sugere-se que a prescrição de um padrão dietético tipo mediterrâneo pode melhorar o perfil lipídico (2C). Frutas e vegetais 3.3.2. Em adultos com DRC 1-4, sugere-se que a prescrição de aumento na ingestão de frutas e hortaliças pode levar a redução do peso corporal, da pressão arterial e da produção de ácidos (2C).

QUADRO 4 Diretriz 4: suplementação nutricional

4.1. Recomendações sobre terapia nutricional oral, enteral e parenteral intradialítica Suplementação oral 4.1.1. Em adultos com DRC 3-5D (2D) ou pós-Tx (opinião) com risco ou desnutrição energético-proteica, sugere-se a prescrição de suplemento nutricional oral por pelo menos três meses para melhorar o estado nutricional se a orientação dietética por si só não promover ingestão suficiente de energia e proteína para atender às necessidades nutricionais.

(continua)

QUADRO 4 Diretriz 4: suplementação nutricional *(continuação)*

Terapia nutricional enteral 4.1.2. Em adultos com DRC 1-5D, com ingestão cronicamente insuficiente cujas necessidades proteicas e energéticas não podem ser alcançadas por orientação dietética e suplementação nutricional oral, é razoável considerar uma tentativa de alimentação por sonda enteral (opinião). Terapia nutricional parenteral total e parenteral intradialítica 4.1.3. Em adultos com DRC com desnutrição energético-proteica, sugere-se nutrição parenteral total (NPT) para pacientes com DRC 1-5 (2C) e nutrição parenteral intradialítica (NPID) para pacientes em HD (2C), para melhorar e manter o estado nutricional se as necessidades nutricionais não puderem ser atendidas com ingestão oral e enteral.
4.2. Suplementação nutricional por meio da solução de diálise Suplementação por dialisato 4.2.1. Em adultos com DRC 5D em DP com desnutrição energético-proteica, sugere-se não substituir a solução de diálise com glicose convencional por solução de diálise com aminoácidos como estratégia para melhorar o estado nutricional, embora seja razoável considerar essa possibilidade para melhorar e manter o estado nutricional se as necessidades nutricionais não puderem ser atendidas com a ingestão oral e enteral (opinião).
4.3 Ácidos graxos poli-insaturados ômega-3 de cadeia longa Suplementação com ácidos graxos poli-insaturados ômega-3 e desfechos 4.3.1. Em adultos em HD ou pós-Tx, sugere-se não prescrever rotineiramente ácidos graxos poli-insaturados ômega-3 (AGPI n-3), incluindo aqueles derivados de peixe ou linhaça e outros óleos, para diminuir o risco de mortalidade (2C) ou eventos cardiovasculares (2B). 4.3.2. Em adultos em DP, é aconselhável não prescrever rotineiramente AGPI n-3, incluindo aqueles derivados de peixes ou linhaça e outros óleos, para diminuir o risco de mortalidade ou eventos cardiovasculares (opinião). Suplementação com AGPI n-3 e perfil lipídico 4.3.3. Em adultos em HD, sugere-se que 1,3 a 4 g/dia de AGPI n-3 podem ser prescritos para reduzir triglicerídeos e LDL colesterol (2C) e aumentar os níveis de HDL (2D). 4.3.4. Em adultos em DP, é razoável considerar a prescrição de 1,3 a 4 g/dia de AGPI n-3 para melhorar o perfil lipídico (opinião). 4.3.5. Em adultos com DRC 3-5, sugere-se prescrever cerca de 2 g/dia de AGPI n-3 para reduzir os níveis séricos de triglicerídeos (2C).

(continua)

QUADRO 4 Diretriz 4: suplementação nutricional *(continuação)*

Suplementação com AGPI n-3 e patência de enxertos arteriovenosos e fístulas 4.3.6. Em adultos em HD, sugere-se não prescrever rotineiramente óleo de peixe para melhorar as taxas de patência de enxertos arteriovenosos (AV) (2B) ou fístulas (2A). Suplementação com AGPI n-3 para sobrevivência de enxerto renal 4.3.7. Em adultos pós-Tx, sugere-se não prescrever rotineiramente AGPI n-3 para reduzir o número de episódios de rejeição ou melhorar a sobrevivência do enxerto (2D).

QUADRO 5 Diretriz 5: micronutrientes

5.0. Orientação geral Recomendação dietética de micronutrientes 5.0.1. Em adultos com DRC 3-5D ou pós-Tx, é aconselhável que o nutricionista incentive a ingestão de uma dieta que atenda às recomendações nutricionais (com base nas *dietary reference intakes* – DRI) para obter ingestão adequada de todas as vitaminas e minerais (opinião). Avaliação e suplementação de micronutrientes 5.0.2. Em adultos com DRC 3-5D ou pós-Tx, sugere-se que o nutricionista, em estreita colaboração com um médico, avalie a ingestão de vitaminas periodicamente e considere a suplementação multivitamínica para indivíduos com ingestão inadequada (opinião). Suplementação com micronutrientes em diálise 5.0.3. Para adultos em terapia dialítica que apresentam ingestão alimentar inadequada por longos períodos, é razoável considerar suplementação com multivitaminas, incluindo todas as vitaminas hidrossolúveis e oligoelementos essenciais para prevenir ou tratar deficiências de micronutrientes (opinião).
5.1 Ácido fólico Suplementação com ácido fólico e hiper-homocisteinemia 5.1.1. Em adultos com DRC 3-5D ou pós-Tx que apresentam hiper-homocisteinemia associada a doença renal, recomenda-se não suplementar rotineiramente ácido fólico com ou sem complexo B, uma vez que não há evidências demonstrando redução de desfechos cardiovasculares adversos (1A).

(continua)

QUADRO 5 Diretriz 5: micronutrientes *(continuação)*

Suplementação para deficiência e insuficiência de ácido fólico
5.1.2. Em adultos com DRC 1-5D (2B) ou pós-Tx (opinião), sugere-se prescrição de suplemento com ácido fólico, vitamina B12 e/ou complexo B para corrigir deficiência/insuficiência de ácido fólico ou vitamina B12 com base em sinais e sintomas clínicos (2B).
5.2. Vitamina C
5.2.1. Em adultos com DRC 1-5D ou pós-Tx que estão em risco de deficiência de vitamina C, é aconselhado considerar a suplementação para atingir a ingestão recomendada de pelo menos 90 mg/dia para homens e 75 mg/dia para mulheres (opinião).
5.3. Vitamina D
Suplementação para deficiência e insuficiência de vitamina D
5.3.1. Em adultos com DRC 1-5D (2C) ou pós-Tx (opinião), sugere-se a prescrição de suplementação de vitamina D na forma de colecalciferol ou ergocalciferol para corrigir a deficiência/insuficiência de 25-hidroxivitamina D (25(OH)D).
Suplementação com vitamina D e proteinúria
5.3.2. Em adultos com DRC 1-5 com proteinúria nefrótica, é aconselhado considerar a suplementação com colecalciferol ou ergocalciferol ou outros precursores de 25(OH)D seguros e eficazes (opinião).
5.4. Vitaminas A e E
Suplementação e toxicidade das vitaminas A e E
5.4.1. Em adultos em HD e DP, é aconselhável não suplementar rotineiramente vitamina A ou E pelo potencial de toxicidade vitamínica. Contudo, se a suplementação for necessária, deve-se tomar cuidado para evitar doses excessivas, e os pacientes devem ser monitorados quanto à toxicidade (opinião).
5.5. Vitamina K
Medicação anticoagulante e suplementação com vitamina K
5.5.1. Em adultos com DRC 1-5D ou pós-Tx, é razoável que os pacientes que recebem medicamentos anticoagulantes conhecidos por inibirem a atividade da vitamina K (p. ex., compostos de varfarina) não recebam suplementos de vitamina K (opinião).
5.6. Declaração sobre minerais-traço – selênio e zinco
Suplementação com selênio e zinco
5.6.1. Em adultos com DRC 1-5D, sugere-se não suplementar rotineiramente selênio ou zinco, pois há poucas evidências na melhora do estado nutricional, inflamatório ou de micronutrientes (2C).

QUADRO 6 Diretriz 6: eletrólitos

6.1. Carga ácida Manejo dietético da produção de ácido 6.1.1. Em adultos com DRC 1-4, sugere-se reduzir a produção de ácidos pelo aumento da ingestão de frutas e hortaliças (2C), a fim de reduzir a taxa de declínio da função renal. Manutenção de bicarbonato sérico 6.1.2. Em adultos com DRC 3-5D, recomenda-se a redução da produção de ácidos pela suplementação com bicarbonato de sódio ou de ácido cítrico/citrato de sódio (1C) para reduzir a taxa de declínio da função renal. 6.1.3. Em adultos com DRC 3-5D, é razoável manter os níveis séricos de bicarbonato entre 24 e 26 mmol/L (opinião).
6.2. Cálcio Recomendação de cálcio dietético 6.2.1. Em adultos com DRC 3-4 que não tomam análogos ativos da vitamina D, sugere-se ingestão de cálcio elementar entre 800 e 1.000 mg/dia (incluindo cálcio dietético, suplemento de cálcio e quelantes de fósforo à base de cálcio) para manter um equilíbrio neutro de cálcio (2B). 6.2.2. Em adultos com DRC 5D, é aconselhado ajustar a ingestão de cálcio (cálcio dietético, suplemento de cálcio ou quelantes de fósforo à base de cálcio), considerando o uso concomitante de análogos da vitamina D e calcimiméticos, a fim de evitar hipercalcemia ou sobrecarga de cálcio (opinião).
6.3. Fósforo Recomendação de fósforo dietético 6.3.1. Em adultos com DRC 3-5D, recomenda-se ajustar a ingestão de fósforo na dieta para manter os níveis séricos de fósforo dentro da faixa de normalidade (1B). Fonte dietética de fósforo 6.3.2. Em adultos com DRC 1-5D ou pós-Tx, na necessidade de restrição de fósforo é aconselhável considerar a biodisponibilidade de fontes alimentares de fósforo (p. ex., animais, vegetais, aditivos) (opinião). Recomendação de fósforo em situação de hipofosfatemia 6.3.3. Para adultos com DRC pós-Tx com hipofosfatemia, considerar aumentar a oferta dietética de fósforo (dieta ou suplementos) para corrigir a fosfatemia (opinião).

(continua)

QUADRO 6 Diretriz 6: eletrólitos *(continuação)*

6.4. Potássio
Recomendação de potássio dietético 6.4.1. Em adultos com DRC 3-5D ou pós-Tx, é aconselhado ajustar a ingestão dietética de potássio para manter o potássio sérico dentro da faixa de normalidade (opinião). Recomendação dietética ou suplementação de potássio em situações de hipercalemia ou hipocalemia 6.4.2. Em adultos com DRC 3-5D (2D) ou pós-Tx (opinião) com hipercalemia ou hipocalemia, sugere-se que a ingestão dietética ou a suplementação com potássio seja baseada nas necessidades individuais do paciente e no julgamento do clínico.
6.5 Sódio
Recomendação de sódio e pressão arterial 6.5.1. Em adultos com DRC 3-5 (1B), DRC 5D (1C) ou pós-Tx (1C), recomenda-se limitar a ingestão de sódio a menos de 2,3 g/dia para reduzir a pressão arterial e melhorar o controle do volume. Ingestão de sódio e proteinúria 6.5.2. Em adultos com DRC 3-5, sugere-se limitar a ingestão de sódio a menos de 2,3 g/dia para reduzir a proteinúria sinergicamente com as intervenções farmacológicas disponíveis (2A). Ingestão de sódio e peso corporal seco 6.5.3. Em adultos com DRC 3-5D, sugere-se redução da ingestão de sódio da dieta como estratégia adjuvante de modificação do estilo de vida para alcançar melhor controle de volume e peso corporal (2B).

REFERÊNCIA

1. Ikizler TA, Burrowes JD, Byham-Gray LD, Campbell KL, Carrero JJ, Chan W, et al. KDOQI Clinical Practice Guideline for Nutrition in CKD: 2020.

2
Avaliação nutricional na doença renal crônica

Renata Rodrigues Teixeira

INFORMAÇÕES GERAIS

A avaliação e o monitoramento do estado nutricional são fundamentais para que pacientes com doença renal crônica (DRC) recebam orientação nutricional adequada às suas condições clínicas. A avaliação do estado nutricional deve ser capaz de detectar, diagnosticar, classificar e apontar os indivíduos em situações de risco nutricional. Além disso, o estado nutricional deve ser monitorado para avaliar a resposta do paciente diante das intervenções dietéticas.

Na DRC, a redução da função renal contribui para o aparecimento de uma série de distúrbios hidroeletrolíticos, hormonais e metabólicos que direta ou indiretamente contribuem para a retenção hídrica e o desenvolvimento de um quadro nutricional diverso, marcado pela depleção de reservas de gordura e tecido muscular e, nas últimas décadas, aumento da prevalência de sobrepeso e obesidade. Por essa razão, não existe um protocolo único para avaliação do estado nutricional e nenhum parâmetro isolado é capaz de fornecer informação ampla sobre a condição nutricional do paciente.[1]

Considerando a ausência de valores de referência para a maioria dos parâmetros nutricionais para os pacientes com DRC, tornam-se essenciais o desenvolvimento e a aplicabilidade do julgamento clínico pelo nutricionista.

TRIAGEM NUTRICIONAL

Os objetivos principais da triagem nutricional são identificar aqueles em risco de desnutrição e priorizar o cuidado nutricional. Na Tabela 1 estão as principais recomendações sobre as ferramentas de triagem nutricional para pacientes com DRC nos diferentes estágios e tipos de tratamento, assim como periodicidade a ser aplicada.

TABELA 1 Ferramentas e periodicidade da triagem nutricional na doença renal crônica

	KDOQI, 2020[1]	Braspen, 2021[2]
Ferramenta	Em adultos com DRC nos estágios 3 a 5 dialítico ou pós-transplante, há evidências limitadas que sugerem o uso de uma ferramenta em detrimento de outras.	Apesar da ausência de instrumento de triagem nutricional específico para DRC, o MST pode ser utilizado. A ferramenta está descrita no Quadro 1.
Periodicidade	Em adultos com DRC nos estágios 3 a 5 dialítico ou pós-transplante, sugere-se realizar a triagem nutricional bianualmente.	Não há recomendação.

DRC: doença renal crônica; MST: Malnutrition Screening Tool.

QUADRO 1 Ferramenta para triagem de desnutrição (Malnutrition Screening Tool – MST)

Questões	Pontuação
Você teve perda de peso não intencional recente?	
Não Não sabe	0 2
Se sim, de quanto foi a sua perda de peso em quilogramas? 1 a 5 6 a 10 11 a 15 > 15 Não sabe	 1 2 3 4 2
Você está comendo menos por redução do apetite? Não Sim	 0 1
Total Escore maior ou igual a 2: paciente em risco de desnutrição.	

Fonte: Ferguson et al., 1999.[3]

AVALIAÇÃO NUTRICIONAL DE ROTINA

Especialmente a partir do estágio 3 da DRC e nas terapias de substituição renal, é essencial que o nutricionista conduza uma avaliação nutricional abrangente, incluindo consumo alimentar, medidas antropométricas e de composição corporal, e avaliação física relacionada ao estado nutricional, assim como dados bioquímicos. Não existe um protocolo definido de periodicidade da avaliação nutricional. Alguns sugerem que a primeira avaliação nutricional de pacientes em diálise (hemodiálise ou diálise peritoneal) seja feita logo após 30 dias do início da terapia, outros sugerem nos primeiros 90 dias após o início da diálise e anualmente, ou quando indicado pela triagem nutricional.[1]

Antropometria

Definida por um conjunto de medidas corporais e suas proporções. Na DRC, as mais utilizadas são peso, estatura, pregas cutâneas (bicipital, tricipital, subescapular e suprailíaca) e as circunferências do braço, cintura e panturrilha. Outra medida usada é o índice de massa corporal (IMC), calculado por meio da razão entre peso e estatura em m^2.

Peso

Em adultos com DRC, em todos os estágios e tipos de tratamentos, recomenda-se utilizar o julgamento clínico para definir o método de avaliação do peso corporal, assim como peso a ser utilizado no cálculo das recomendações nutricionais, pela ausência de normas de referência padrão para essa população.[1]

Na Tabela 2 estão as considerações sobre o peso corporal de pacientes com DRC, e a Figura 1 apresenta uma sugestão de algoritmo para determinar o peso a ser utilizado no cálculo das recomendações nutricionais dessa população.

TABELA 2 Considerações sobre o peso corporal na doença renal crônica

<table>
<tr><th colspan="2">Tipos de peso e acompanhamento</th><th>Considerações</th></tr>
<tr><td colspan="2">Peso atual</td><td>▪ Obtenção em balança calibrada de plataforma ou eletrônica. Posicionar o paciente no centro da balança, descalço e com roupas leves.
▪ Hemodiálise: aferir o peso preferencialmente após a sessão de diálise.</td></tr>
<tr><td colspan="2">Peso seco</td><td>▪ Especialmente utilizado para pacientes em terapia dialítica e normalmente determinado pela equipe médica. Definido pelo menor peso (considerando a adequação dos líquidos corporais), sem que haja intercorrências intra e interdialíticas, como hipertensão, edema, anasarca, ascite e congestão pulmonar em casos de hipervolemia ou hipotensão, tonturas, câimbras, náuseas e vômitos em casos de hipovolemia.
▪ Diálise peritoneal: além das considerações mencionadas, se no ato da pesagem houver líquido infundido na cavidade abdominal, este deve ser descontado do peso corporal total. Em que: 1 mL de líquido equivale a 1 grama (p. ex., 2 litros de líquido equivalem a 2 kg).</td></tr>
<tr><td rowspan="2">Na impossibilidade de aferir o peso atual</td><td>Peso usual ou habitual</td><td>▪ Peso mais estável ou normalmente encontrado pelo indivíduo. Além de ser priorizado na impossibilidade de aferir o peso atual, é utilizado como referência na avaliação das mudanças recentes de peso e auxilia no diagnóstico nutricional.</td></tr>
<tr><td>Estimativa do peso</td><td>▪ Pode ser utilizado na impossibilidade de aferir o peso. A equação comumente utilizada para estimar o peso e que pode ser aplicada na DRC, é a de Chumlea et al.:[4]
Homem: $[(0{,}98 \times CP) + (1{,}16 \times AJ) + (1{,}73 \times CB) + (0{,}37 \times PCSE) - 81{,}69]$
Mulher: $[(1{,}27 \times CP) + (0{,}87 \times AJ) + (0{,}98 \times CB) + (0{,}4 \times PCSE) - 62{,}35]$
Em que: CP: circunferência da panturrilha;[a] AJ: altura do joelho;[b] CB: circunferência do braço;[b] PCSE: prega cutânea subescapular.[b]</td></tr>
</table>

(continua)

TABELA 2 Considerações sobre o peso corporal na doença renal crônica *(continuação)*

Tipos de peso e acompanhamento		Considerações
Peso ideal ou desejável		▪ O modo mais prático para a determinação é pela classificação do IMC (interpretações do IMC para adultos e idosos encontram-se nas Tabelas 7 e 8, respectivamente): Peso ideal ou desejável = IMC adequado × estatura $(m)^2$
Adequação do peso		▪ A porcentagem de adequação do peso atual em relação ao ideal ou desejável é calculada a partir da fórmula: Adequação do peso (%) = peso atual × 100 ÷ peso ideal
Peso ajustado[c]		▪ É o peso ideal corrigido para o cálculo de nutrientes quando a adequação do peso for inferior a 95% ou superior a 115%. É obtido pela seguinte equação: Peso ajustado = peso atual + [(peso ideal - peso atual) × 0,25]
Peso em casos de necessidade de desconto	Amputados	▪ Para corrigir o peso corporal ideal de amputados, deve-se subtrair o peso da extremidade amputada do peso ideal calculado. A Figura 2 fornece as porcentagens do peso correspondentes a cada segmento do corpo.
	Órgãos policísticos[5]	▪ Em casos de aumento do volume renal e hepático de pacientes com DRPAD, recomenda-se o desconto do peso extra dos órgãos pela seguinte fórmula: Peso corporal ajustado = peso atual - volume total dos rins (kg) - volume total do fígado (kg) + 1,87 (homens) ou 1,53 (mulheres)
Mudança de peso		▪ A perda de peso, especialmente se involuntária, é uma informação importante para avaliar a gravidade do problema de saúde, visto sua elevada correlação com mortalidade. A determinação da variação do peso é realizada pela fórmula: Perda de peso (%) = (peso usual - peso atual) × 100 A porcentagem obtida proporciona a importância da redução de peso em relação ao tempo (Tabela 3).

(continua)

TABELA 2 Considerações sobre o peso corporal na doença renal crônica *(continuação)*

Tipos de peso e acompanhamento	Considerações
Periodicidade[1]	▪ Primeira consulta e monitorar mudanças conforme necessário. Sugere-se: – Estágios 1 a 3: pelo menos a cada 6 meses. – Estágios 4 a 5 (não dialítico) e pós-transplante: pelo menos a cada 3 meses. – HD e DP: pelo menos mensalmente.

DP: diálise peritoneal; DRC: doença renal crônica; DRPAD: doença renal policística autossômica dominante; HD: hemodiálise; IMC: índice de massa corporal.

[a] A fita métrica inelástica deve ser posicionada horizontalmente em volta da panturrilha na circunferência máxima.

[b] Técnicas descritas nos tópicos adiante.

[c] Esta equação foi modificada para que possa ser empregada para o ajuste de indivíduos tanto com baixo peso quanto com excesso de peso (K/DOQI, 2000).[6]

TABELA 3 Classificação da perda de peso em relação ao tempo

Tempo	Perda significativa de peso (%)	Perda grave de peso (%)
1 semana	1 a 2	> 2
1 mês	5	> 5
3 meses	7,5	> 7,5
6 meses	10	> 10

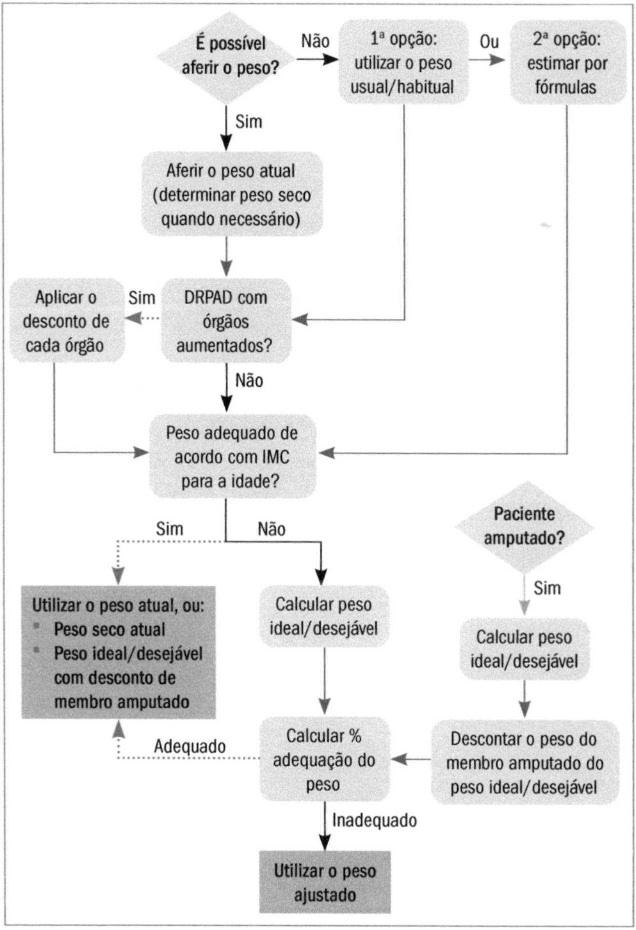

FIGURA 1 Sugestão de algoritmo para determinar o peso para cálculo das recomendações nutricionais.

DRPAD: doença renal policística autossômica dominante.

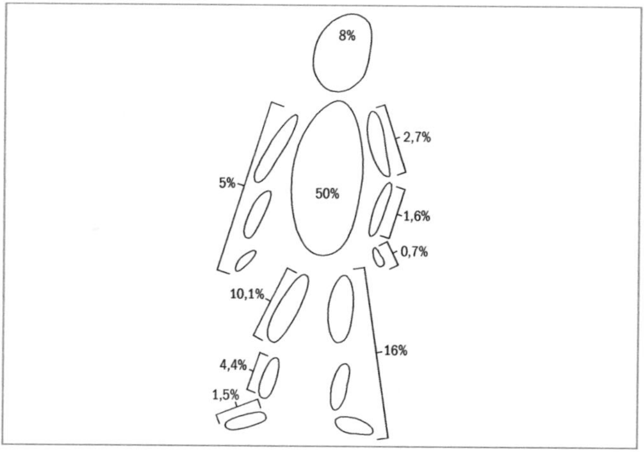

FIGURA 2 Porcentagens do peso correspondentes a cada segmento do corpo.
Fonte: Osterkamp, 1995.[7]

Estatura

A Tabela 4 descreve as principais considerações sobre a estatura de pacientes com DRC.

TABELA 4 Considerações sobre a estatura de pacientes com doença renal crônica

Especificidades na DRC	▪ A presença de distúrbios minerais e ósseos pode levar à redução da estatura.
Aferição	▪ Deve ser obtida utilizando-se o estadiômetro com o paciente em pé, descalço, com os calcanhares juntos, as costas retas e os braços estendidos ao lado do corpo. ▪ Na impossibilidade de utilização do método convencional, pode ser estimada por métodos alternativos (pela ausência de métodos desenvolvidos e validados para DRC, os métodos alternativos são os mesmos para indivíduos sem DRC).

(continua)

TABELA 4 Considerações sobre a estatura de pacientes com doença renal crônica *(continuação)*

Métodos alternativos para estimar a estatura	**Altura do joelho**	O indivíduo deve estar em posição supina ou sentado o mais próximo possível da extremidade da cadeira, com o joelho esquerdo flexionado em ângulo de 90°. O comprimento entre o calcanhar e a superfície anterior da perna na altura do joelho pode ser medido utilizando uma régua para medir crianças ou com um calibrador específico. Este método é indicado principalmente para utilização em idosos e é obtido, de acordo com o sexo, por meio das seguintes equações de Chumlea et al.:[4] Homens: [64,19 - (0,04 × idade) + (2,02 × altura do joelho em cm)] Mulheres: [84,88 - (0,24 × idade) + (1,83 × altura do joelho em cm)]
	Extensão dos braços	Os braços devem ficar estendidos formando um ângulo de 90° com o corpo. Mede-se a distância entre os dedos médios das mãos utilizando-se uma fita métrica flexível. A medida obtida corresponde à estimativa de estatura do indivíduo.
	Estatura recumbente	O indivíduo deve estar em posição supina e com o leito horizontal completo. Marca-se o lençol na altura da extremidade da cabeça e da base do pé no lado direito do indivíduo com o auxílio de um triângulo e mede-se a distância entre as marcas utilizando uma fita métrica flexível.

DRC: doença renal crônica.

Índice de massa corporal

As considerações sobre o IMC na DRC estão descritas na Tabela 5. Apesar de não informar dados sobre a composição corporal, o IMC é importante no monitoramento do estado nutricional e está associado ao risco ou proteção em relação à mortalidade de pacientes com DRC (Tabela 6).

TABELA 5 Considerações sobre o índice de massa corporal na doença renal crônica

Determinação	O IMC é um indicador simples de estado nutricional, calculado a partir da fórmula: IMC = peso atual (kg) ÷ estatura (m^2)
Classificação	Pela ausência de referência para a população com DRC, os pontos de corte para a classificação do estado nutricional de acordo com o IMC são os mesmos de indivíduos saudáveis, adultos ou idosos (Tabelas 7 e 8, respectivamente).
Indicador de desnutrição	Em todos os estágios e tipos de tratamento da DRC, o IMC de forma isolada não é suficiente para estabelecer diagnóstico de desnutrição energético-proteica, exceto se menor que 18 kg/m^2.[1,2]
Periodicidade[1]	Na primeira consulta e monitorar mudanças conforme necessário. Sugere-se: ▪ Estágios 1 a 3: pelo menos a cada 6 meses. ▪ Estágios 4 a 5 (não dialítico) e pós-transplante: pelo menos a cada 3 meses. ▪ HD e DP: pelo menos mensalmente.

DP: diálise peritoneal; DRC: doença renal crônica; HD: diálise peritoneal; IMC: índice de massa corporal.

TABELA 6 Desfechos associados ao índice de massa corporal em pacientes com doença renal crônica

Estágios e tipos de tratamentos da DRC	Desfechos associados ao IMC
1 a 5 não dialítico	▪ Pacientes com baixo peso (baseado no IMC) podem apresentar risco aumentado de mortalidade. Este risco não é claro em pacientes com sobrepeso e obesidade.
Terapias dialíticas	▪ DP: pacientes com baixo peso (baseado no IMC) podem apresentar risco aumentado de mortalidade. ▪ HD: pacientes com baixo peso podem apresentar risco aumentado de mortalidade, enquanto aqueles com sobrepeso ou obesidade podem apresentar menor risco.
Pós-transplante	▪ Pacientes com baixo peso, sobrepeso e obesidade podem apresentar maior risco de mortalidade.

DP: diálise peritoneal; DRC: doença renal crônica; HD: hemodiálise; IMC: índice de massa corporal.
Fonte: Ikizler et al., 2020.[1]

TABELA 7 Classificação do estado nutricional de adultos, segundo o índice de massa corporal

Índice de massa corporal (kg/m²)	Classificação
< 16	Baixo peso grave
16-16,9	Baixo peso moderado
17-18,4	Baixo peso leve
18,5-24,9	Eutrofia
25-29,9	Pré-obesidade/Sobrepeso
30-34,9	Obesidade de classe I
35-39,9	Obesidade de classe II
≥ 40	Obesidade de classe III

Fonte: OMS, 1995.[8]

TABELA 8 Classificação do estado nutricional de idosos, segundo o índice de massa corporal

Índice de massa corporal (kg/m²)	Classificação
< 23	Magreza
23-28	Eutrofia
28-30	Sobrepeso
> 30	Obesidade

Fonte: Organización Panamericana de la Salud, 2001.[9]

Circunferência da cintura

A circunferência da cintura é uma medida simples, de baixo custo e fácil execução, que pode ser implementada na rotina clínica para avaliar a obesidade abdominal e o risco de complicações metabólicas associadas. Na Tabela 9 estão as principais considerações desta medida para pacientes com DRC.

TABELA 9 Considerações sobre a circunferência da cintura na doença renal crônica

Método de aferição	▪ Realizada com o paciente em pé, utilizando fita métrica não extensível. A fita deve circundar o indivíduo no ponto médio entre a última costela e a crista ilíaca (Figura 3). A leitura deve ser realizada no momento da expiração.
Interpretação e recomendações na DRC	▪ Pela ausência de pontos de corte bem definidos para a população com DRC, os valores preconizados pela OMS de acordo com o sexo podem ser utilizados (Tabela 10). ▪ Adultos em terapia dialítica: sugere-se o uso da circunferência da cintura para avaliar obesidade abdominal, mas sua confiabilidade na avaliação de mudanças ao longo do tempo é baixa.[1] ▪ DP: a medida não deve ser aferida se o paciente apresentar líquido na cavidade abdominal.

DRC: doença renal crônica; OMS: Organização Mundial da Saúde; DP: diálise peritoneal.

TABELA 10 Circunferência da cintura de acordo com sexo e risco de complicações metabólicas associadas à obesidade em indivíduos brancos

	Risco de complicações metabólicas associadas à obesidade	
	Elevado	Muito elevado
Homem	≥ 94 cm	≥ 102 cm
Mulher	≥ 80 cm	≥ 88 cm

Fonte: OMS, 1997.[10]

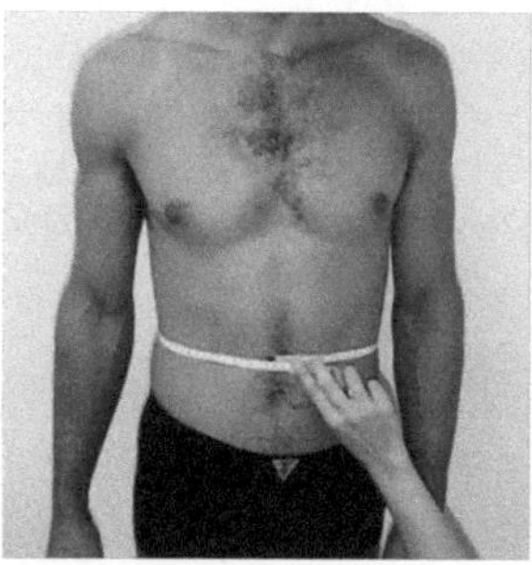

FIGURA 3 Circunferência da cintura.

Circunferência do braço

A circunferência do braço representa a soma das áreas constituídas pelos tecidos ósseo, muscular e adiposo do braço. Também é uma medida simples, de baixo custo e fácil execução, que pode ser implementada na rotina clínica para avaliação e monitoramento da reserva energético-proteica. Na Tabela 11 estão as principais considerações desta medida para pacientes com DRC.

TABELA 11 Considerações sobre a circunferência do braço na doença renal crônica

Método de aferição	1. O braço a ser avaliado deve estar flexionado em direção ao tórax, formando um ângulo de 90°. 2. Localiza-se e marca-se o ponto médio entre o acrômio e o olécrano. 3. Solicita-se ao indivíduo que fique com o braço estendido ao longo do corpo com a palma da mão voltada para a coxa. 4. Contorna-se o braço com a fita flexível no ponto marcado de forma ajustada, evitando compressão ou folga da pele (Figura 4).
Interpretação e recomendações na DRC	▪ Sugere-se aferir o braço não dominante. ▪ HD: aferir ao término da sessão de diálise e no braço sem o acesso vascular. ▪ Não há pontos de corte específicos para a população com DRC. O valor obtido pode ser comparado aos valores de referência demonstrados em tabela de percentis conforme sexo e idade na Tabela 13 ou para idosos e sem limite de idade na Tabela 15. A interpretação dos percentis pode ser realizada com o auxílio da Tabela 16. ▪ Além dos percentis, a porcentagem de adequação da CB pode ser obtida por meio da equação: adequação da CB (%) = [CB obtida (cm) ÷ CB percentil 50] × 100
Periodicidade	▪ Sugere-se aferir na primeira avaliação nutricional de rotina e individualizar a periodicidade de reavaliação.

CB: circunferência do braço; DRC: doença renal crônica; HD: hemodiálise.

Circunferência muscular do braço

Este parâmetro avalia o tecido muscular do braço (sem a correção óssea) e é obtido a partir dos valores de circunferência do braço e da prega cutânea tricipital. A circunferência muscular do braço auxilia na avaliação da massa muscular atual, assim como no monitoramento de sua evolução e adequação das intervenções dietéticas. Na Tabela 12 estão as principais considerações desta medida para pacientes com DRC.

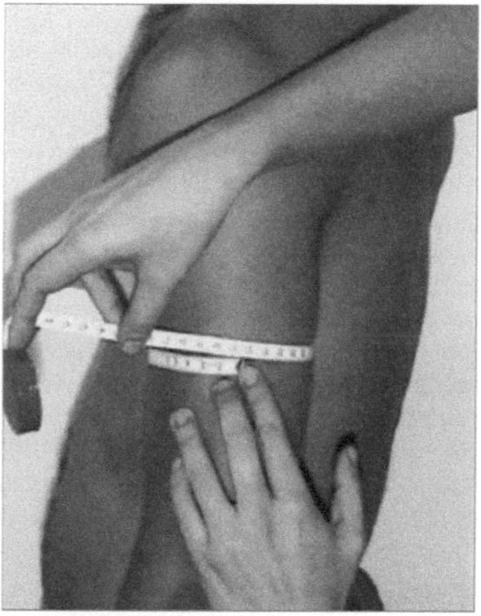

FIGURA 4 Circunferência do braço.

TABELA 12 Considerações sobre a circunferência muscular do braço na doença renal crônica

Método de aferição	▪ CB: conforme descrito na Tabela 11. ▪ PCT: conforme descrito na Tabela 18.
Fórmula para obtenção da CMB	CMB (cm) = CB (cm) − π × [PCT (mm) ÷ 10] Em que: π = 3,14
Interpretação e recomendações na DRC	▪ Não há pontos de corte específicos para a população com DRC. O valor obtido pode ser comparado aos valores de referência demonstrados em tabela de percentis conforme sexo e idade (Tabela 14) ou para idosos e sem limite de idade (Tabela 15). A interpretação dos percentis pode ser realizada com o auxílio da Tabela 16. ▪ Além da classificação por percentis, a porcentagem de adequação da CMB pode ser obtida por meio da equação: adequação da CMB (%) = [CMB obtida (cm) ÷ CMB percentil 50] × 100 ▪ A porcentagem de adequação maior do que 90% esteve associada ao menor risco de mortalidade em pacientes em HD.[11]
Periodicidade	▪ Sugere-se aferir na primeira avaliação nutricional de rotina e individualizar a periodicidade de reavaliação.

CB: circunferência do braço; CMB: circunferência muscular do braço; HD: hemodiálise; PCT: prega cutânea tricipital.

TABELA 13 Percentis da circunferência do braço (em cm) de acordo com sexo e idade

Idade (anos)	Percentil								
	5	10	15	25	50	75	85	90	95
Homens									
1,0-1,9	14,2	14,7	14,9	15,2	16,0	16,9	17,4	17,7	18,2
2,0-2,9	14,3	14,8	15,1	15,5	16,3	17,1	17,6	17,9	18,6
3,0-3,9	15,0	15,3	15,5	16,0	16,8	17,6	18,1	18,4	19,0
4,0-4,9	15,1	15,5	15,8	16,2	17,1	18,0	18,5	18,7	19,3
5,0-5,9	15,5	16,0	16,1	16,6	17,5	18,5	19,1	19,5	20,5

(continua)

TABELA 13 Percentis da circunferência do braço (em cm) de acordo com sexo e idade *(continuação)*

Idade (anos)	Percentil								
	5	10	15	25	50	75	85	90	95
Homens									
6,0-6,9	15,8	16,1	16,5	17,0	18,0	19,1	19,8	20,7	22,8
7,0-7,9	16,1	16,8	17,0	17,6	18,7	20,0	21,0	21,8	22,9
8,0-8,9	16,5	17,2	17,5	18,1	19,2	20,5	21,6	22,6	24,0
9,0-9,9	17,5	18,0	18,4	19,0	20,1	21,8	23,2	24,5	26,0
10,0-10,9	18,1	18,6	19,1	19,7	21,1	23,1	24,8	26,0	27,9
11,0-11,9	18,5	19,3	19,8	20,6	22,1	24,5	26,1	27,6	29,4
12,0-12,9	19,3	20,1	20,7	21,5	23,1	25,4	27,1	28,5	30,3
13,0-13,9	20,0	20,8	21,6	22,5	24,5	26,6	28,2	29,0	30,8
14,0-14,9	21,6	22,5	23,2	23,8	25,7	28,1	29,1	30,0	32,3
15,0-15,9	22,5	23,4	24,0	25,1	27,2	29,0	30,3	31,2	32,7
16,0-16,9	24,1	25,0	25,7	26,7	28,3	30,6	32,1	32,7	34,7
17,0-17,9	24,3	25,1	25,9	26,8	28,6	30,8	32,2	33,3	34,7
18,0-24,9	26,0	27,1	27,7	28,7	30,7	33,0	34,4	35,4	37,2
25,0-29,9	27,0	28,0	28,7	29,8	31,8	34,2	35,5	36,6	38,3
30,0-34,9	27,7	28,7	29,3	30,5	32,5	34,9	35,9	36,7	38,2
35,0-39,9	27,4	28,6	29,5	30,7	32,9	35,1	36,2	36,9	38,2
40,0-44,9	27,8	28,9	29,7	31,0	32,8	34,9	36,1	36,9	38,1
45,0-49,9	27,2	28,6	29,4	30,6	32,6	34,9	36,1	36,9	38,2
50,0-54,9	27,1	28,3	29,1	30,2	32,3	34,5	35,8	36,8	38,3
55,0-59,9	26,8	28,1	29,2	30,4	32,3	34,3	35,5	36,6	37,8
60,0-64,9	26,6	27,8	28,6	29,7	32,0	34,0	35,1	36,0	37,5
65,0-69,9	25,4	26,7	27,7	29,0	31,1	33,2	34,5	35,3	36,6
70,0-74,9	25,1	26,2	27,1	28,5	30,7	32,6	33,7	34,8	36,0

(continua)

TABELA 13 Percentis da circunferência do braço (em cm) de acordo com sexo e idade *(continuação)*

Idade (anos)	Percentil								
	5	10	15	25	50	75	85	90	95
Mulheres									
1,0-1,9	13,6	14,1	14,4	14,8	15,7	16,4	17,0	17,2	17,8
2,0-2,9	14,2	14,6	15,0	15,4	16,1	17,0	17,4	18,0	18,5
3,0-3,9	14,4	15,0	15,2	15,7	16,6	17,4	18,0	18,4	19,0
4,0-4,9	14,8	15,3	15,7	16,1	17,0	18,0	18,5	19,0	19,5
5,0-5,9	15,2	15,7	16,1	16,5	17,5	18,5	19,4	20,0	21,0
6,0-6,9	15,7	16,2	16,5	17,0	17,8	19,0	19,9	20,5	22,0
7,0-7,9	16,4	16,7	17,0	17,5	18,6	20,1	20,9	21,6	23,3
8,0-8,9	16,7	17,2	17,6	18,2	19,5	21,2	22,2	23,2	25,1
9,0-9,9	17,6	18,1	18,6	19,1	20,6	22,2	23,8	25,0	26,7
10,0-10,9	17,8	18,4	18,9	19,5	21,2	23,4	25,0	26,1	27,3
11,0-11,9	18,8	19,6	20,0	20,6	22,2	25,1	26,5	27,9	30,0
12,0-12,9	19,2	20,0	20,5	21,5	23,7	25,8	27,6	28,3	30,2
13,0-13,9	20,1	21,0	21,5	22,5	24,3	26,7	28,3	30,1	32,7
14,0-14,9	21,2	21,8	22,5	23,5	25,1	27,4	29,5	30,9	32,9
15,0-15,9	21,6	22,2	22,9	23,5	25,2	27,7	28,8	30,0	32,2
16,0-16,9	22,3	23,2	23,5	24,4	26,1	28,5	29,9	31,6	33,5
17,0-17,9	22,0	23,1	23,6	24,5	26,6	29,0	30,7	32,8	35,4
18,0-24,9	22,4	23,3	24,0	24,8	26,8	29,2	31,2	32,4	35,2
25,0-29,9	23,1	24,0	24,5	25,5	27,6	30,6	32,5	34,3	37,1
30,0-34,9	23,8	24,7	25,4	26,4	28,6	32,0	34,1	36,0	38,5
35,0-39,9	24,1	25,2	25,8	26,8	29,4	32,6	35,0	36,8	39,0
40,0-44,9	24,3	25,4	26,2	27,2	29,7	33,2	35,5	37,2	38,8
45,0-49,9	24,2	25,5	26,3	27,4	30,1	33,5	35,6	37,2	40,0
50,0-54,9	24,8	26,0	26,8	28,0	30,6	33,8	35,9	37,5	39,3
55,0-59,9	24,8	26,1	27,0	28,2	30,9	34,3	36,7	38,0	40,0
60,0-64,9	25,0	26,1	27,1	28,4	30,8	34,0	35,7	37,3	39,6
65,0-69,9	24,3	25,7	26,7	28,0	30,5	33,4	35,2	36,5	38,5
70,0-74,9	23,8	25,3	26,3	27,6	30,3	33,1	34,7	35,8	37,5

Fonte: Frisancho, 1990.[12]

TABELA 14 Percentis da circunferência muscular do braço (em cm) de acordo com sexo e idade

Idade (anos)	Percentil						
	5	10	25	50	75	90	95
Homens							
1,0-1,9	11,0	11,3	11,9	12,7	13,5	14,4	14,7
2,0-2,9	11,1	11,4	12,2	13,0	14,0	14,6	15,0
3,0-3,9	11,7	12,3	13,1	13,7	14,3	14,8	15,3
4,0-4,9	12,3	12,6	13,3	14,1	14,8	15,6	15,9
5,0-5,9	12,8	13,3	14,0	14,7	15,4	16,2	16,9
6,0-6,9	13,1	13,5	14,2	15,1	16,1	17,0	17,7
7,0-7,9	13,7	13,9	15,1	16,0	16,8	17,7	18,0
8,0-8,9	14,0	14,5	15,4	16,2	17,0	18,2	18,7
9,0-9,9	15,1	15,4	16,1	17,0	18,3	19,6	20,2
10,0-10,9	15,6	16,0	16,6	18,0	19,1	20,9	22,1
11,0-11,9	15,9	16,5	17,3	18,3	19,5	20,5	23,0
12,0-12,9	16,7	17,1	18,2	19,5	21,0	22,3	24,1
13,0-13,9	17,2	17,9	19,6	21,1	22,6	23,8	24,5
14,0-14,9	18,9	19,9	21,2	22,3	24,0	26,0	26,4
15,0-15,9	19,9	20,4	21,8	23,7	25,4	26,6	27,2
16,0-16,9	21,3	22,5	23,4	24,9	26,9	28,7	29,6
17,0-17,9	22,4	23,1	24,5	25,8	27,3	29,4	31,2
18,0-18,9	22,6	23,7	25,2	26,4	28,3	29,8	32,4
19,0-24,9	23,8	24,5	25,7	27,3	28,9	30,9	32,1
25,0-34,9	24,3	25,0	26,4	27,9	29,8	31,4	32,6
35,0-44,9	24,7	25,5	26,9	28,6	30,2	31,8	32,7
45,0-54,9	23,9	24,9	26,5	28,1	30,0	31,5	32,6
55,0-64,9	23,6	24,5	26,0	27,8	29,5	31,0	32,0
65,0-74,9	22,3	23,5	25,1	26,8	28,4	29,8	30,6

(continua)

TABELA 14 Percentis da circunferência muscular do braço (em cm) de acordo com sexo e idade *(continuação)*

Idade (anos)	Percentil						
	5	10	25	50	75	90	95
Mulheres							
1,0-1,9	10,5	11,1	11,7	12,4	13,2	13,9	14,3
2,0-2,9	11,1	11,4	11,9	12,6	13,3	14,2	14,7
3,0-3,9	11,3	11,9	12,4	13,2	14,0	14,6	15,2
4,0-4,9	11,5	12,1	12,8	13,6	14,4	15,2	15,7
5,0-5,9	12,5	12,8	13,4	14,2	15,1	15,9	16,5
6,0-6,9	13,0	13,3	13,8	14,5	15,4	16,6	17,1
7,0-7,9	12,9	13,5	14,2	15,1	16,0	17,1	17,6
8,0-8,9	13,8	14,0	15,1	16,0	17,1	18,3	19,4
9,0-9,9	14,7	15,0	15,8	16,7	18,0	19,4	19,8
10,0-10,9	14,8	15,0	15,9	17,0	18,0	19,0	19,7
11,0-11,9	15,0	15,8	17,1	18,1	19,6	21,7	22,3
12,0-12,9	16,2	16,6	18,0	19,1	20,1	21,4	22,0
13,0-13,9	16,9	17,5	18,3	19,8	21,1	22,6	24,0
14,0-14,9	17,4	17,9	19,0	20,1	21,6	23,2	24,7
15,0-15,9	17,5	17,8	18,9	20,2	21,5	22,8	24,4
16,0-16,9	17,0	18,0	19,0	20,2	21,6	23,4	24,9
17,0-17,9	17,5	18,3	19,4	20,5	22,1	23,9	25,7
18,0-18,9	17,4	17,9	19,5	20,2	21,5	23,7	24,5
19,0-24,9	17,9	18,5	19,5	20,7	22,1	23,6	24,9
25,0-34,9	18,3	18,8	19,9	21,2	22,8	24,6	26,4
35,0-44,9	18,6	19,2	20,5	21,8	23,6	25,7	27,2
45,0-54,9	18,7	19,3	20,6	22,0	23,8	26,0	27,4
55,0-64,9	18,7	19,6	20,9	22,5	24,4	26,6	28,0
65,0-74,9	18,5	19,5	20,8	22,5	24,4	26,4	27,9

Fonte: Frisancho, 1981.[13]

TABELA 15 Classificação em percentis da circunferência do braço e circunferência muscular do braço para idosos de acordo com o sexo

Distribuição em percentis da CB (em cm) para mulheres e homens idosos							
Grupo etário	**Percentis de mulheres com 60 anos ou mais**						
	10	**15**	**25**	**50**	**75**	**85**	**90**
60-69	26,2	26,9	28,3	31,2	34,3	36,5	38,3
70-79	25,4	26,1	27,4	30,1	33,1	35,1	36,7
≥ 80	23,0	23,8	25,5	28,4	31,5	33,2	34,0
Grupo etário	**Percentis de homens com 60 anos ou mais**						
	10	**15**	**25**	**50**	**75**	**85**	**90**
60- 69	28,4	29,2	30,6	32,7	35,2	36,2	37,0
70-79	27,5	28,2	29,3	31,3	33,4	35,1	36,1
≥ 80	25,5	26,2	27,3	29,5	31,5	32,6	33,3

Distribuição em percentis da CMB (em cm) para mulheres e homens idosos						
Grupo etário	**Percentis de homens**			**Percentis de mulheres**		
	10	**50**	**90**	**10**	**50**	**90**
60-69	24,9	28,4	31,4	20,6	23,5	27,4
70-79	24,4	27,2	30,5	20,3	23	27
80 +	22,6	25,7	28,8	19,3	22,6	26

CB: circunferência do braço; CMB: circunferência muscular do braço.
Fonte: Kuczmarski et al., 2000.[14]

TABELA 16 Guia para interpretação dos percentis de circunferência do braço e circunferência muscular do braço de adultos e idosos

Percentil	Tecido adiposo	Tecido muscular
< 5	Baixa reserva	Baixa reserva
5-15	Abaixo da média	Abaixo da média/risco para déficit
16-85	Média	Média
86-95	Acima da media	Acima da média/adequada
≥ 95	Excesso de gordura	Ótima reserva

Fonte: Lee e Nieman, 1993.[15]

Circunferência da panturrilha

A circunferência da panturrilha representa a soma das áreas constituídas pelos tecidos ósseo, muscular e adiposo da perna. Também é uma medida simples, de baixo custo e fácil execução, que pode ser implementada na rotina clínica para avaliação e monitoramento da reserva energético-proteica. Na Tabela 17 estão as principais considerações desta medida para pacientes com DRC.

TABELA 17 Considerações sobre a circunferência da panturrilha na doença renal crônica

Método de aferição	▪ Com o paciente sentado, realizar a medida na perna direita com fita flexível no ponto de maior circunferência horizontal.[16]
Interpretação e recomendações na DRC	▪ Não há pontos de corte específicos para a população com DRC. O valor obtido pode ser comparado aos seguintes pontos de corte, propostos por Gonzalez et al.:[16] – Homens: » Baixa massa muscular: ≤ 34 cm – Mulheres: » Baixa massa muscular: ≤ 33 cm ▪ HD: realizar a medida após a sessão de diálise, preferencialmente a segunda sessão da semana. ▪ Não é recomendada para pacientes com edema em membros inferiores.
Periodicidade	▪ Sugere-se aferir na primeira avaliação nutricional de rotina e a cada 6 meses.

DRC: doença renal crônica; HD: hemodiálise.

Avaliação da composição corporal

Os principais componentes do peso corporal podem ser visualizados na Figura 5. Na DRC, todos os componentes corporais podem estar alterados ou sofrer alterações conforme a doença e suas complicações evoluem. Pacientes podem apresentar ou cursar tanto com excesso de gordura corporal como desnutrição energético-proteica, além de evoluírem com redução da massa óssea e apresentarem distúrbios hidroeletrolíticos, especialmente naqueles em terapias dialíticas.

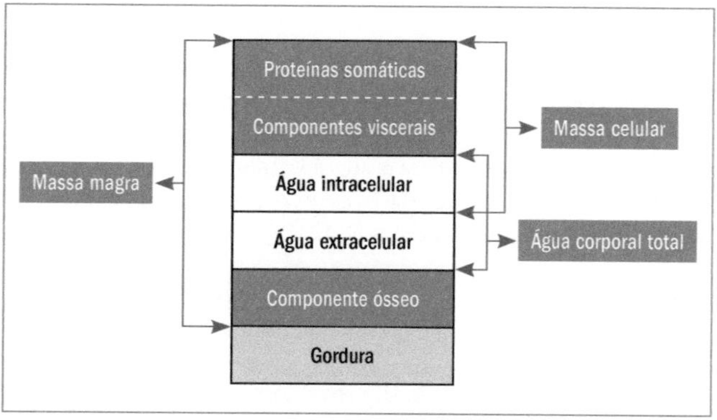

FIGURA 5 Principais componentes do peso corporal.

Em relação a obtenção e interpretação das medidas de composição corporal, as alterações hidroeletrolíticas constituem-se em um dos principais entraves; assim, o momento de obtenção das medidas se torna importante. Pregas cutâneas, bioimpedância elétrica e técnicas de imagem são os métodos recomendados para avaliar a composição corporal dessa população[1] e podem ser compreendidos com mais detalhes a seguir.

Pregas cutâneas

As pregas cutâneas auxiliam na avaliação e no acompanhamento da reserva de gordura corporal. As técnicas de medição e instruções gerais das principais pregas cutâneas estão demonstradas na Tabela 18 e no Quadro 2, respectivamente. Na Tabela 19 estão descritas as considerações e recomendações para pacientes com DRC.

TABELA 18 Técnicas de medição das principais pregas cutâneas

Pregas cutâneas	Técnicas de medição
Tricipital	No mesmo ponto médio utilizado para medir a CB, separar levemente a prega do braço não dominante, desprendendo-a do tecido muscular, e aplicar o calibrador formando um ângulo reto. O braço deve estar relaxado e solto ao lado do corpo (Figura 6).
Bicipital	Com a palma da mão voltada para fora, marcar o local da medida 1 cm acima do local marcado para a prega tricipital. Segurar a prega verticalmente e aplicar o calibrador no local marcado (Figura 7).
Subescapular	Marcar o local logo abaixo do ângulo inferior da escápula. A pele é levantada 1 cm abaixo do ângulo inferior da escápula, de forma que se possa observar um ângulo de 45° entre ela e a coluna vertebral. O calibrador deve ser aplicado com o indivíduo com os braços e ombros relaxados (Figura 8).
Suprailíaca	A prega deve ser formada na linha média axilar, com o dedo indicador logo acima da crista ilíaca, na posição diagonal, ou seja, seguindo a linha de clivagem natural da pele no lado direito do indivíduo (Figura 9).

CB: circunferência do braço.

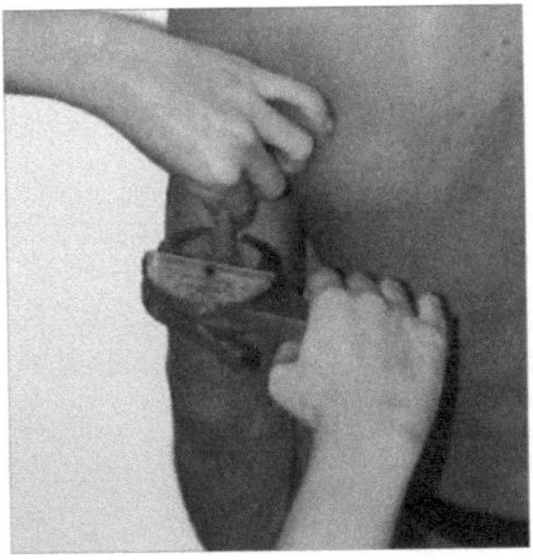

FIGURA 6 Prega cutânea tricipital.

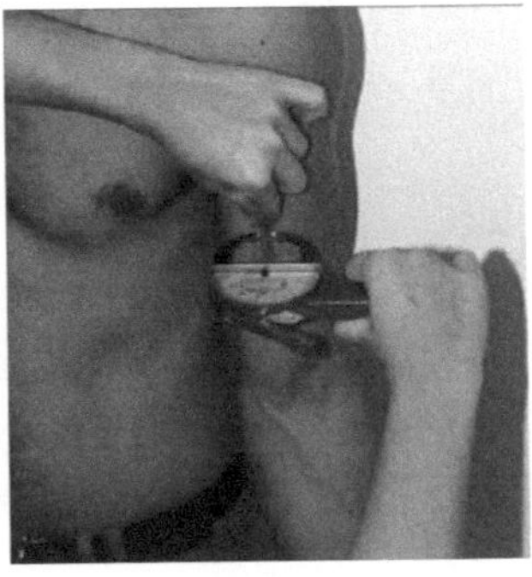

FIGURA 7 Prega cutânea bicipital.

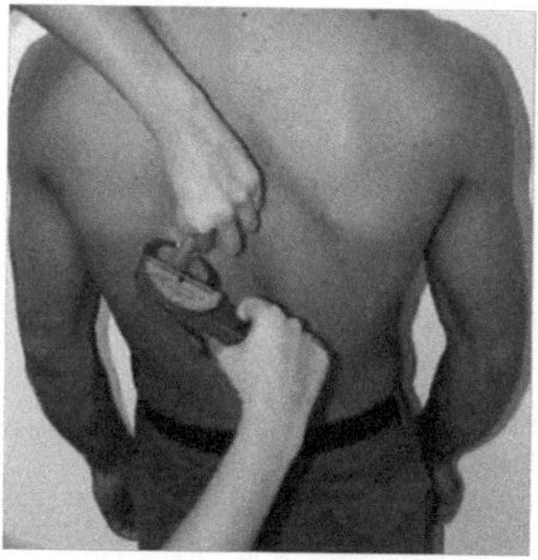

FIGURA 8 Prega cutânea subescapular.

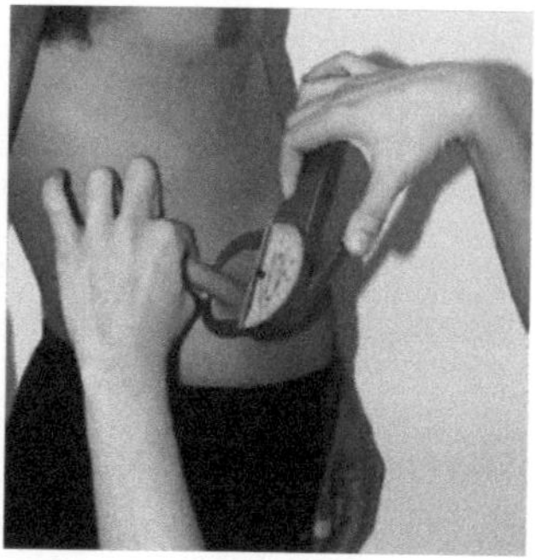

FIGURA 9 Prega cutânea suprailíaca.

QUADRO 2 Instruções gerais para a aferição das pregas cutâneas

- Identificar e marcar o local a ser medido.
- Segurar a prega formada pela pele e pelo tecido adiposo com os dedos polegar e indicador da mão esquerda a 1 cm do ponto marcado.
- Pinçar a prega com o calibrador exatamente no local marcado.
- Manter a prega entre os dedos até o término da aferição.
- Realizar a leitura no milímetro mais próximo em cerca de 2 a 3 segundos.
- Utilizar a média de três medidas.

TABELA 19 Considerações sobre as pregas cutâneas na doença renal crônica

Recomendações e observações na DRC	▪ Para adultos em todos os estágios, incluindo aqueles em terapias dialíticas e transplante renal, e na ausência de edema, sugere-se o uso das pregas cutâneas para avaliar a gordura corporal.[1] ▪ HD: aferir após a sessão de diálise e no braço sem o acesso vascular.

(continua)

TABELA 19 Considerações sobre as pregas cutâneas na doença renal crônica *(continuação)*

<table>
<tr><td rowspan="3">Composição corporal</td><td rowspan="2">Gordura corporal</td><td>▪ PCT: sua medida isolada pode ser comparada ao padrão de referência de Frisancho[12] (Tabela 20), considerando a ausência de pontos de corte para DRC.
▪ A adequação da PCT pode ser calculada por meio da equação:
Adequação da PCT (%) = [PCT obtida (mm) ÷ PCT percentil 50] × 100</td></tr>
<tr><td>▪ Considerando a ausência de uma fórmula desenvolvida e validada para pacientes com DRC, utiliza-se o somatório das 4 pregas (bicipital, tricipital, subescapular e suprailíaca), conforme proposto por Durnin e Womersley:[17]
Densidade corporal = (A – B) × log Σ 4 pregas
Em que: A e B são coeficientes elaborados de acordo com a idade e o sexo (Tabela 21).
▪ A partir do valor de densidade corporal, o percentual de gordura corporal total é determinado utilizando-se a fórmula de Siri:[18]
Gordura corporal (%) = (4,95 ÷ densidade corporal) – 4,5 × 100
▪ Alternativamente, o percentual de gordura corporal pode ser estimado de forma mais simples e rápida, conforme a Tabela 22.</td></tr>
<tr><td>Massa magra total</td><td>▪ É obtida subtraindo-se a gordura corporal (estimada a partir do somatório das 4 pregas) do peso total do indivíduo.</td></tr>
</table>

DRC: doença renal crônica; HD: hemodiálise; PCT: prega cutânea tricipital.

TABELA 20 Distribuição em percentis da prega cutânea tricipital (em mm)

Idade (anos)	Percentil								
	5	10	15	25	50	75	85	90	95
Homens									
1,0-1,9	6,5	7,0	7,5	8,0	10,0	12,0	13,0	14,0	15,5
2,0-2,9	6,0	6,5	7,0	8,0	10,0	12,0	13,0	14,0	15,0
3,0-3,9	6,0	7,0	7,0	8,0	9,5	11,5	12,5	13,5	15,0
4,0-4,9	5,5	6,5	7,0	7,5	9,0	11,0	12,0	12,5	14,0
5,0-5,9	5,0	6,0	6,0	7,0	8,0	10,0	11,5	13,0	14,5
6,0-6,9	5,0	5,5	6,0	6,5	8,0	10,0	12,0	13,0	16,0
7,0-7,9	4,5	5,0	6,0	6,0	8,0	10,5	12,5	14,0	16,0
8,0-8,9	5,0	5,5	6,0	7,0	8,5	11,0	13,0	16,0	19,0
9,0-9,9	5,0	5,5	6,0	6,5	9,0	12,5	15,5	17,0	20,0
10,0-10,9	5,0	6,0	6,0	7,5	10,0	14,0	17,0	20,0	24,0
11,0-11,9	5,0	6,0	6,5	7,5	10,0	16,0	19,5	23,0	27,0
12,0-12,9	4,5	6,0	6,0	7,5	10,5	14,5	18,0	22,5	27,5
13,0-13,9	4,5	5,0	5,5	7,0	9,0	13,0	17,0	20,5	25,0
14,0-14,9	4,0	5,0	5,0	6,0	8,5	12,5	15,0	18,0	23,5
15,0-15,9	5,0	5,0	5,0	6,0	7,5	11,0	15,0	18,0	23,5
16,0-16,9	4,0	5,0	5,1	6,0	8,0	12,0	14,0	17,0	23,0
17,0-17,9	4,0	5,0	5,0	6,0	7,0	11,0	13,5	16,0	19,5
18,0-24,9	4,0	5,0	5,5	6,5	10,0	14,5	17,5	20,0	23,5
25,0-29,9	4,0	5,0	6,0	7,0	11,0	15,5	19,0	21,5	25,0
30,0-34,9	4,5	6,0	6,5	8,0	12,0	16,5	20,0	22,0	25,0
35,0-39,9	4,5	6,0	7,0	8,5	12,0	16,0	18,5	20,5	24,5
40,0-44,9	5,0	6,0	6,9	8,0	12,0	16,0	19,0	21,5	26,0
45,0-49,9	5,0	6,0	7,0	8,0	12,0	16,0	19,0	21,0	25,0
50,0-54,9	5,0	6,0	7,0	8,0	11,5	15,0	18,5	20,8	25,0
55,0-59,9	5,0	6,0	6,5	8,0	11,5	15,0	18,0	20,5	25,0
60,0-64,9	5,0	6,0	7,0	8,0	11,5	15,5	18,5	20,5	24,0
65,0-69,9	4,5	5,0	6,5	8,0	11,0	15,0	18,0	20,0	23,5
70,0-74,9	4,5	6,0	6,5	8,0	11,0	15,0	17,0	19,0	23,0

(continua)

TABELA 20 Distribuição em percentis da prega cutânea tricipital (em mm) *(continuação)*

Idade (anos)	Percentil								
	5	10	15	25	50	75	85	90	95
Mulheres									
1,0-1,9	6,0	7,0	7,0	8,0	10,0	12,0	13,0	14,0	16,0
2,0-2,9	6,0	7,0	7,5	8,5	10,0	12,0	13,5	14,5	16,0
3,0-3,9	6,0	7,0	7,5	8,5	10,0	12,0	13,0	14,0	16,0
4,0-4,9	6,0	7,0	7,5	8,0	10,0	12,0	13,0	14,0	15,5
5,0-5,9	5,5	7,0	7,0	8,0	10,0	12,0	13,5	15,0	17,0
6,0-6,9	6,0	6,5	7,0	8,0	10,0	12,0	13,0	15,0	17,0
7,0-7,9	6,0	7,0	7,0	8,0	10,5	12,5	15,0	16,0	19,0
8,0-8,9	6,0	7,0	7,5	8,5	11,0	14,5	17,0	18,0	22,5
9,0-9,9	6,5	7,0	8,0	9,0	12,0	16,0	19,0	21,0	25,0
10,0-10,9	7,0	8,0	8,0	9,0	12,5	17,5	20,0	22,5	27,0
11,0-11,9	7,0	8,0	8,5	10,0	13,0	18,0	21,5	24,0	29,0
12,0-12,9	7,0	8,0	9,0	11,0	14,0	18,5	21,5	24,0	27,5
13,0-13,9	7,0	8,0	9,0	11,0	15,0	20,0	24,0	25,0	30,0
14,0-14,9	8,0	9,0	10,0	11,5	16,0	21,0	23,5	26,5	32,0
15,0-15,9	8,0	9,5	10,5	12,0	16,5	20,5	23,0	26,0	32,5
16,0-16,9	10,5	11,5	12,0	14,0	18,0	23,0	26,0	29,0	32,5
17,0-17,9	9,0	10,0	12,0	13,0	18,0	24,0	26,5	29,0	34,5
18,0-24,9	9,0	11,0	12,0	14,0	18,5	24,5	28,5	31,0	36,0
25,0-29,9	10,0	12,0	13,0	15,0	20,0	26,5	31,0	34,0	38,0
30,0-34,9	10,5	13,0	15,0	17,0	22,5	29,5	33,0	35,5	41,5
35,0-39,9	11,0	13,0	15,5	18,0	23,5	30,0	35,0	37,0	41,0
40,0-44,9	12,0	14,0	16,0	19,0	24,5	30,5	35,0	37,0	41,0
45,0-49,9	12,0	14,5	16,5	19,5	25,5	32,0	35,5	38,0	42,5
50,0-54,9	12,0	15,0	17,5	20,5	25,5	32,0	36,0	38,5	42,0
55,0-59,9	12,0	15,0	17,0	20,5	26,0	32,0	36,0	39,0	42,5
60,0-64,9	12,5	16,0	17,5	20,5	26,0	32,0	35,5	38,0	42,5
65,0-69,9	12,0	14,5	16,0	19,0	25,0	30,0	33,5	36,0	40,0
70,0-74,9	11,0	13,5	15,5	18,0	24,0	29,5	32,0	35,0	38,5

Fonte: Frisancho, 1990.[12]

TABELA 21 Equações para estimativa da densidade corporal (kg/m³), de acordo com a faixa etária, por meio da soma (Σ) das pregas cutâneas bicipital, tricipital, subescapular e suprailíaca

Idade (anos)	Densidade corporal (kg/m³)
Homens	
17-19	DC = 1,1620 - 0,0630 × (log Σ pregas)
20-29	DC = 1,1631 - 0,0632 × (log Σ pregas)
30-39	DC = 1,1422 - 0,0544 × (log Σ pregas)
40-49	DC = 1,1620 - 0,0700 × (log Σ pregas)
Acima de 50	DC = 1,1715 - 0,0779 × (log Σ pregas)
Mulheres	
17-19	DC = 1,1549 - 0,0678 × (log Σ pregas)
20-29	DC = 1,1599 - 0,0717 × (log Σ pregas)
30-39	DC = 1,1423 - 0,0632 × (log Σ pregas)
40-49	DC = 1,1333 - 0,0612 × (log Σ pregas)
Acima de 50	DC = 1,1339 - 0,0645 × (log Σ pregas)

Fonte: Durnin e Womersley, 1974.[17]

TABELA 22 Porcentagem estimada da gordura corpórea obtida por meio da soma de quatro pregas cutâneas (bíceps, tríceps, subescapular e suprailíaca)

Soma das pregas cutâneas (mm)	Gordura corporal (%)							
	Homens (idade em anos)				Mulheres (idade em anos)			
	17-29	30-39	40-49	> 50	16-29	30-39	40-49	> 50
15	4,8	-	-	-	10,5	-	-	-
20	8,1	12,2	12,2	12,6	14,1	17,0	19,8	21,4
25	10,5	14,2	15,0	15,6	16,8	19,4	22,2	24,0
30	12,9	16,2	17,7	18,6	19,5	21,8	24,5	26,6
35	14,7	17,7	19,6	20,8	21,5	23,7	26,4	28,5
40	16,4	19,2	21,4	22,9	23,4	25,5	28,2	30,3
45	17,7	20,4	23,0	24,7	25,0	26,9	29,6	31,9
50	19,0	21,5	24,6	26,5	26,5	28,2	31,0	33,4
55	20,1	22,5	25,9	27,9	27,8	29,4	32,1	34,6

(continua)

TABELA 22 Porcentagem estimada da gordura corpórea obtida por meio da soma de quatro pregas cutâneas (bíceps, tríceps, subescapular e suprailíaca) *(continuação)*

Soma das pregas cutâneas (mm)	Gordura corporal (%)							
	Homens (idade em anos)				Mulheres (idade em anos)			
	17-29	30-39	40-49	> 50	16-29	30-39	40-49	> 50
60	21,2	23,5	27,1	29,2	29,1	30,6	33,2	35,7
65	22,2	24,3	28,2	30,4	30,2	31,6	34,1	36,7
70	23,1	25,1	29,3	31,6	31,2	32,5	35,0	37,7
75	24,0	25,9	30,3	32,7	32,2	33,4	35,9	38,7
80	24,8	26,6	31,2	33,8	33,1	34,3	36,7	39,6
85	25,5	27,2	32,1	34,8	34,0	35,1	37,5	40,4
90	26,2	27,8	33,0	35,8	34,8	35,8	38,3	41,2
95	26,9	28,4	33,7	36,6	35,6	36,5	39,0	41,9
100	27,6	29,0	34,4	37,4	36,4	37,2	39,7	42,6
105	28,2	29,6	35,1	38,2	37,1	37,9	40,4	43,3
110	28,8	30,1	35,8	39,0	37,8	38,6	41,0	43,9
115	29,4	30,6	36,4	39,7	38,4	39,1	41,5	44,5
120	30,0	31,1	37,0	40,4	39,0	39,6	42,0	45,1
125	31,0	31,5	37,6	41,1	39,6	40,1	42,5	45,7
130	31,5	31,9	38,2	41,8	40,2	40,6	43,0	46,2
135	32,0	32,3	38,7	42,4	40,8	41,1	43,5	46,7
140	32,5	32,7	39,2	43,0	41,3	41,6	44,0	47,2
145	32,9	33,1	39,7	43,6	41,8	42,1	44,5	47,7
150	33,3	33,5	40,2	44,1	42,3	42,6	45,0	48,2
155	33,7	33,9	40,7	44,6	42,8	43,1	45,4	48,7
160	34,1	34,3	41,2	45,1	43,3	43,6	45,8	49,2
165	34,5	34,6	41,6	45,6	43,7	44,0	46,2	49,6
170	34,9	34,8	42,0	46,1	44,1	44,4	46,6	50,0
175	35,3	-	-	-	-	44,8	47,0	50,4
180	35,6	-	-	-	-	45,2	47,4	50,8
185	35,9	-	-	-	-	45,6	47,8	51,2
190	-	-	-	-	-	45,9	48,2	51,6
195	-	-	-	-	-	46,2	48,5	52,0

(continua)

TABELA 22 Porcentagem estimada da gordura corpórea obtida por meio da soma de quatro pregas cutâneas (bíceps, tríceps, subescapular e suprailíaca) *(continuação)*

	Gordura corporal (%)							
Soma das pregas cutâneas (mm)	Homens (idade em anos)				Mulheres (idade em anos)			
	17-29	30-39	40-49	> 50	16-29	30-39	40-49	> 50
200	-	-	-	-	-	46,5	48,8	52,4
205	-	-	-	-	-	-	49,1	52,7
210	-	-	-	-	-	-	49,4	53,0

Fonte: Durnin e Womersley, 1974.[17]

Bioimpedância elétrica

As recomendações e considerações sobre o uso da bioimpedância nos diferentes estágios e terapias dialíticas estão descritas na Tabela 23.

TABELA 23 Recomendações e considerações sobre a bioimpedância na doença renal crônica

Recomendações	▪ HD: sugere-se o uso da bioimpedância, preferencialmente multifrequencial, para avaliar a composição corporal. Idealmente, a avaliação deve ser realizada com um mínimo de 30 minutos após o final da sessão de HD para permitir a redistribuição de líquidos corporais. ▪ Estágios 1 a 5 não dialítico ou em DP: diferentemente das pregas cutâneas, não há evidência suficiente para sugerir o uso da bioimpedância para avaliar a composição corporal.

HD: hemodiálise.
Fonte: Ikizler et al., 2020.[1]

Técnicas de imagem para avaliação da composição corporal

Em todos os estágios, terapias dialíticas e pós-transplante, recomenda-se o uso da absorciometria de raios-X de dupla energia (DEXA) para avaliação da composição corporal como método de referência, apesar de ser influenciado pelo estado de hidratação.[1] Na Tabela 24 estão descritas as vantagens e desvantagens da DEXA e de outras técnicas de imagem na avaliação da composição corporal de pacientes com DRC em terapia dialítica.

TABELA 24 Vantagens e desvantagens de técnicas de imagem para avaliar a composição corporal de pacientes com doença renal crônica em terapia dialítica

Técnica de imagem	Vantagens	Desvantagens	Particularidades do uso na DRC
DEXA (absorciometria de raios-X de dupla energia)	▪ Boa precisão. ▪ Baixa exposição à radiação. ▪ Leva de 10-20 min para o escaneamento do corpo todo. ▪ Composição corporal total e dos segmentos corporais (tronco e membros). ▪ Avalia densidade óssea, gordura e músculo. ▪ Possibilidade de avaliar a musculatura apendicular (músculo esquelético). ▪ Pontos de corte disponíveis para diagnóstico de sarcopenia. ▪ Não é invasiva.	▪ Alto custo. ▪ Requer operador treinado. ▪ Não avalia qualitativamente o músculo esquelético. ▪ Subestima a gordura em indivíduos obesos. ▪ Medições imprecisas naqueles com obesidade grave. ▪ Resultados sofrem influência do estado de hidratação. ▪ Requer deslocamento do paciente até a clínica.	▪ Hemodiálise: avaliação deve ser realizada após a sessão de diálise. ▪ Diálise peritoneal: avaliação deve ser realizada com a cavidade abdominal seca.
Tomografia computadorizada	▪ Alta precisão e acurácia. ▪ Imagens obtidas por diferentes motivos clínicos e que podem ser utilizadas para avaliar a composição corporal. ▪ Avaliação quantitativa e qualitativa do músculo esquelético. ▪ Avaliação da gordura visceral e subcutânea da região abdominal. ▪ Não é invasiva. ▪ Pontos de corte disponíveis para diferentes populações.	▪ Custo muito elevado. ▪ Exposição à radiação. ▪ Requer operador treinado e radiologista para ler as imagens. ▪ Requer o deslocamento do paciente até onde haja o equipamento.	▪ Uso de meios de contraste pode ser contraindicado pela nefrotoxicidade. ▪ Uso de meios de contraste altera a atenuação tecidual dependendo da fase (isto é, fase venosa e excretora, mas não arterial).

(continua)

TABELA 24 Vantagens e desvantagens de técnicas de imagem para avaliar a composição corporal de pacientes com doença renal crônica em terapia dialítica *(continuação)*

Técnica de imagem	Vantagens	Desvantagens	Particularidades do uso na DRC
pQCT (tomografia computadorizada quantitativa periférica)	▪ Baixa exposição à radiação comparada à tomografia computadorizada. ▪ Tempo curto de escaneamento. ▪ Custos mais baixos em comparação a tomografia computadorizada e ressonância magnética. ▪ Portátil.	▪ Alto custo. ▪ Só é possível medir extremidades com área transversal. ▪ Sem pontos de corte disponíveis.	–
Ressonância magnética	▪ Alta precisão e acurácia. ▪ Sem exposição à radiação. ▪ Não invasiva. ▪ Avaliação quantitativa e qualitativa. ▪ Possível escanear o corpo todo ou alguma área.	▪ Custo muito elevado. ▪ Necessidade de pessoal especializado. ▪ Demorada e requer pós-processamento. ▪ Não há pontos de corte disponíveis para avaliar baixa massa muscular e o nível de miosteatose.	–
Ultrassonografia	▪ Boa precisão. ▪ Medição rápida. ▪ Sem exposição à radiação. ▪ Não invasiva. ▪ Avaliação qualitativa e quantitativa. ▪ Portátil. ▪ Custo menor quando comparada a outros métodos de imagem. ▪ Não há necessidade de pessoal especializado, mas requer treinamento.	▪ Variabilidade entre máquinas e avaliadores. ▪ Não há pontos de corte disponíveis para avaliar baixa massa muscular e o nível de miosteatose. ▪ Não é possível avaliar a quantidade corporal total de músculo esquelético. ▪ Excesso de tecido adiposo pode afetar a aquisição das imagens.	▪ Pode ser utilizada para avaliar a musculatura durante as consultas ambulatoriais ou sessão de hemodiálise. ▪ Atualmente usada como ferramenta de monitoramento.

DRC: doença renal crônica.
Fonte: Sabatino et al., 2024.[19]

Força de preensão manual ou palmar

A força de preensão manual ou palmar tem se mostrado cada vez mais útil na DRC, não somente como marcador de força, mas também como marcador de massa muscular. Na Tabela 25 estão descritas as considerações e recomendações para essa população.

TABELA 25 Considerações sobre a força de preensão manual na doença renal crônica

Método de aferição	▪ Obtida por meio da medida de contração dos músculos da mão com um dinamômetro que possui escala de 0 a 100 kg e resolução de 1 kg. ▪ Paciente sentado, braço dobrado com ângulo de 90° e sem apoio. A partir de um comando verbal do avaliador, aplicar o máximo da força e adotar o maior valor de três repetições.
Interpretação e recomendações na DRC	▪ HD: sugere-se aferição antes da sessão de diálise. ▪ Para adultos em todos os estágios e naqueles em terapia dialítica, a força de preensão manual pode ser utilizada como indicador de *status* energético-proteico e funcionalidade, quando medidas anteriores estiverem disponíveis para comparação.[1] ▪ A medida da força de preensão palmar é utilizada como parte do diagnóstico de sarcopenia. Os pontos de corte estão descritos na Tabela 34.
Periodicidade	▪ Sugere-se aferir na primeira avaliação nutricional de rotina e individualizar a periodicidade de reavaliação.

DRC: doença renal crônica; HD: hemodiálise.

MARCADORES BIOQUÍMICOS

Os marcadores bioquímicos auxiliam na compreensão do estado nutricional de pacientes com DRC. Quando disponíveis, podem ser utilizados como ferramentas complementares, mas não devem ser interpretados de forma isolada, uma vez que podem sofrer influência de fatores não nutricionais (Tabela 26). Em relação à albumina, níveis séricos reduzidos podem ser utilizados como preditor de hospitalização e mortalidade.[1]

TABELA 26 Marcadores bioquímicos mais utilizados na avaliação nutricional do paciente com doença renal crônica: limites de normalidade, valores desejados e principais limitações

Parâmetro	Limites de normalidade	Valores desejados na DRC	Limitações
Albumina (g/dL)	3,5-5,0 (método VBC)	> 3,8-4,0	Vida média longa (~20 dias). Aumenta na desidratação. Diminui na hipervolemia. Diminui na presença de inflamação. Diminui na presença de acidose.
Pré--albumina (mg/dL)	19-38	> 30	Depende do catabolismo renal. Não é válida para a fase não dialítica. Diminui na inflamação. Diminui na presença de acidose.
Transferrina (mcg/dL)	250-450	DLN	Diminui na inflamação. Aumenta na deficiência de ferro. Diminui na sobrecarga de ferro.
Colesterol (mg/dL)	< 200	100-200	Diminui na inflamação. Níveis reduzidos podem refletir o uso de medicações hipolipemiantes.

DLN: dentro dos limites de normalidade; VBC: método colorimétrico verde de bromocresol.
Fonte: Fouque et al., 2007;20 K/DOQI, 2000.[6]

AVALIAÇÃO DO CONSUMO ALIMENTAR

A avaliação do consumo alimentar é essencial para o direcionamento dietético, assim como avaliar a adesão às orientações nutricionais. Em pacientes com DRC, o consumo alimentar pode ser avaliado por inquéritos dietéticos e biomarcadores nutricionais. Na Tabela 27 estão as recomendações sobre ferramentas/métodos usados para avaliar o consumo alimentar dessa população.

TABELA 27 Métodos utilizados para avaliar o consumo alimentar na doença renal crônica

Registro alimentar de 3 dias	Em adultos a partir do estágio 3 e incluindo aqueles em terapia dialítica, sugere-se a utilização do registro alimentar de 3 dias, realizado em dias com e sem a HD (quando aplicável), como método preferencial para avaliar a ingestão alimentar.
Métodos alternativos de avaliação da ingestão alimentar	Em adultos a partir do estágio 3 e incluindo aqueles em terapia dialítica, recordatórios alimentares de 24 horas, questionários de frequência alimentar e o equivalente proteico do aparecimento de nitrogênio (PNA) podem ser considerados métodos alternativos de avaliação da ingestão dietética de energia e proteína.

HD: hemodiálise.
Fonte: Ikizler et al., 2020.[1]

A escolha do método de avaliação do consumo alimentar deve levar em consideração as vantagens e limitações de cada um de acordo com o objetivo da avaliação, as características do paciente e as ferramentas disponíveis do profissional. As principais características dos métodos recomendados estão resumidas nos tópicos a seguir.

Registros alimentares

Método prospectivo em que o indivíduo registra detalhadamente todos os alimentos e bebidas consumidos em um determinado espaço de tempo, descrevendo horário das refeições, tipo de preparações, ingredientes, marca do alimento e porção em medidas caseiras. Idealmente, os itens registrados devem ser conferidos pelo profissional com o indivíduo para sanar dúvidas e melhorar o detalhamento.

A aplicação deve ser realizada em dias alternados, incluindo, se possível, um dia do fim de semana. No caso de pacientes em hemodiálise, recomenda-se incluir um dia com e outro sem tratamento dialítico. As vantagens e desvantagens do método estão descritas na Tabela 28.

TABELA 28 Vantagens e desvantagens do uso do registro alimentar na doença renal crônica

Vantagens	Limitações
▪ Não depende da memória do indivíduo. ▪ Maior acurácia na quantificação de energia e nutrientes que outros métodos.	▪ Pode interferir no padrão alimentar. ▪ Exige que o indivíduo seja alfabetizado. ▪ Maior disponibilidade de tempo do paciente e do profissional. ▪ Necessidade de *software* para o cálculo nutricional.

Recordatório de 24 horas

Método retrospectivo no qual o investigador solicita ao indivíduo que recorde e descreva todos os alimentos e bebidas ingeridos no período prévio de 24 horas. As quantidades dos alimentos consumidos são usualmente estimadas em medidas caseiras. Quando realizado em série, fornece estimativa da ingestão habitual. As vantagens e desvantagens do método estão descritas na Tabela 29.

TABELA 29 Vantagens e desvantagens do uso do recordatório de 24 horas na doença renal crônica

Vantagens	Limitações
▪ Baixo custo, fácil e rápida aplicação. ▪ Não altera a dieta usual. ▪ Pode ser aplicado em pessoas com baixo nível de escolaridade.	▪ Depende da memória do entrevistado. ▪ A ingestão capturada pode ser de dia atípico. ▪ Bebidas e lanches tendem a ser omitidos. ▪ Necessidade de *software* para o cálculo nutricional.

Questionários de frequência alimentar

Também retrospectivo, o questionário de frequência de consumo de alimentos é composto por uma lista de alimentos e bebidas na qual o indivíduo registra ou descreve ao entrevistador sua frequência usual de consumo (diário, semanal, mensal etc.). Esse questionário também pode incluir informações sobre a porção usualmente consumida. Nas doenças renais é especialmente utilizado para conhecer o hábito de consumo de nutrientes específicos, como proteínas, fósforo e potássio. As vantagens e desvantagens do método estão descritas na Tabela 30.

TABELA 30 Vantagens e desvantagens do uso de questionários de frequência alimentar na doença renal crônica

Vantagens	Limitações
▪ Baixo custo, fácil e rápida aplicação. ▪ Pode ser autoadministrado. ▪ Não altera a dieta usual. ▪ Permite investigação com foco específico.	▪ Depende da memória do entrevistado. ▪ Pode exigir a necessidade de elaboração de questionários. ▪ Pode haver subestimação por não contemplar todos os alimentos consumidos. ▪ Questionários validados para a população em geral podem não ser adequados para a DRC.

DRC: doença renal crônica.

Considerações importantes:

- O preenchimento do instrumento de coleta deve ser realizado cuidadosamente.
- Utensílios domésticos, fotos e modelos de alimentos podem ajudar na quantificação do consumo.
- O treinamento de entrevistadores é indispensável para garantir habilidade em coletar os dados com mais precisão.

Equivalente proteico do aparecimento de nitrogênio

O equivalente proteico do aparecimento de nitrogênio (PNA) é uma forma de estimar o consumo proteico a partir da geração de nitrogênio, particularmente de nitrogênio ureico, por meio de equações e em qualquer fase da DRC (Tabela 31). Seus valores desejados na DRC devem estar de acordo com a recomendação proteica para estágio e tipo de tratamento. A vantagem deste método é a possibilidade de avaliar a ingestão proteica independentemente do relato do paciente; no entanto, a interpretação do seu resultado deve ser cautelosa (Quadro 3).

TABELA 31 Fórmulas para o cálculo do equivalente proteico do aparecimento de nitrogênio

Fase não dialítica ou tratamento conservador	PNA (g proteína/dia) = {[NUU (g)] + (0,031 g N × kg)]} × 6,25 Em que: NUU (nitrogênio ureico urinário) = volume urinário 24 h (L) × [ureia urinária (g/L) ÷ 2,14]
Hemodiálise	**PNA da primeira diálise da semana** PNA (g/kg/dia) = NUS pré-diálise ÷ {[36,3 + (5,48 × Kt/V)] + (53,5 ÷ Kt/V)} + 0,168 Em que: NUS – nitrogênio ureico sérico (mg/dL) = ureia sérica (mg/dL) ÷ 2,14 Para pacientes com função renal residual significativa o nitrogênio ureico sérico pré-diálise (NUS) deve ser ajustado (NUSa): NUSa = NUS {1 + [0,79 + (3,08 ÷ Kt/V)] × Kr/V} Em que: Kr = clearance de ureia em mL/min; V = volume corporal em litros **Cálculo do Kt/V** Kt/V = -Ln (R – 0,008 × t) + [4 – (3,5 x R)] × UF ÷ P Em que: Ln = logaritmo natural; R = NUS pós-diálise ÷ NUS pré-diálise; t = duração da sessão de hemodiálise em horas; UF = volume de ultrafiltração em litros; P = peso pós-diálise em kg
Diálise peritoneal	PNA (g proteína/dia) = 10,76 (0,69 × UNA + 1,46) Em que: UNA = (Vd × DUN) +[(Vu × UUN) ÷ t]; Vd e Vu = volume de dialisato drenado e volume de urina em litros; DUN e UUN = concentração do nitrogênio ureico do dialisado e da urina em mg/L; t = tempo de coleta em minutos.

(continua)

TABELA 31 Fórmulas para o cálculo do equivalente proteico do aparecimento de nitrogênio *(continuação)*

Normalização do PNA (nPNA)	O PNA pode ser normalizado pelo peso corporal ideal ou desejável (PI): nPNA (g/kg/dia) = PNA (g/dia) ÷ PI (kg) ou pelo cálculo do volume corporal: nPNA (g/kg/dia) = [PNA (g/dia) ÷ (V ÷ 0,58)] Em que: V (L) = volume de água corporal (volume de distribuição da ureia) calculado pela fórmula de Watson: **Homens** V = 2,447 - [0,09156 × idade (anos)] + [0,1074 × estatura (cm)] + [0,3362 × peso (kg)] **Mulheres** V = -2,097 + [0,1069 × estatura (cm)] + [0,2466 × peso (kg)]

PNA: equivalente proteico do aparecimento de nitrogênio.
Fonte: K/DOQI, 2000.[6]

QUADRO 3 Interpretação do equivalente proteico do aparecimento de nitrogênio

- O PNA pode ser usado como estimativa da ingestão de proteínas somente quando o paciente estiver em balanço nitrogenado. Do ponto de vista prático, considera-se o paciente em balanço nitrogenado se não houver mudanças significativas nos marcadores nutricionais e se ele não apresentar nenhuma condição clínica catabólica.
- Em pacientes catabólicos, o PNA excederá a ingestão de proteínas de acordo com o grau de catabolismo de proteínas endógenas.
- Em pacientes em anabolismo, o PNA subestimará a verdadeira ingestão de proteínas.
- O PNA medido em um só dia pode não refletir a ingestão proteica usual.
- Quando a ingestão proteica é muito elevada, o PNA subestima a verdadeira ingestão de proteínas, provavelmente pelo aumento da excreção de nitrogênio não medido (p. ex., pele e respiração).
- Assegurar que a coleta da urina de 24 horas foi feita corretamente.

PNA: equivalente proteico do aparecimento de nitrogênio.

MÉTODOS COMPOSTOS DE AVALIAÇÃO NUTRICIONAL

Os métodos compostos de avaliação nutricional reúnem um conjunto de informações para auxiliar no diagnóstico nutricional e têm se mostrado cada vez mais úteis em pacientes com DRC. De forma geral, são ferramentas de baixo custo, rápidas, com boa reprodutibilidade e boa correlação com métodos objetivos de avaliação nutricional.

Avaliação global subjetiva

A avaliação global subjetiva (AGS) de 7 pontos[21] é o método recomendado para avaliar o estado nutricional de pacientes com DRC, especialmente aqueles em terapia dialítica.[1] A Figura 10 apresenta o formulário para aplicação da ferramenta e suas classificações. Na Tabela 32 estão as orientações para a realização do exame físico. Como a avaliação é subjetiva os pontos não devem ser somados.

1. Peso 6 meses atrás: ______ Peso atual (seco): ______
   Mudança de peso: ______kg ______%

	1	2	3	4	5	6	7
Sem redução ou ganho de peso							
% redução do peso: até 5%							
5 a 6%							
7 a 8%							
8 a 10%							
> 10%, que se estabilizou ou com mínima recuperação							
> 10%, com redução de peso persistente							
	Pontuação:						

2. Ingestão dietética

	1	2	3	4	5	6	7
Adequada, sem mudança							
Pequena redução, mudança recente							
Houve redução, porém ainda se encontra adequada							
Houve redução, varia entre adequada e inadequada							
Reduzida, normalmente inadequada							
Reduzida, ingestão muito baixa							
	Pontuação:						

3. Sintomas gastrintestinais

	Frequência *	Duração •
( ) Nenhum	________	________
( ) Náusea	________	________
( ) Vômitos	________	________
( ) Diarreia	________	________
( ) Anorexia	________	________

* Diariamente, 2 a 3 vezes/semana, 1 a 2 vezes/semana
• Mais que 2 semanas, menos que 2 semanas

	1	2	3	4	5	6	7
Ausência ou presença esporádica de alguns sintomas							
Presença de um ou mais sintomas, porém não é diário							
Mais de um sintoma quase diariamente							
Maioria dos sintomas presentes quase diariamente							
Todos os sintomas presentes quase diariamente							
Todos os sintomas presentes diariamente							
	Pontuação:						

4. Capacidade funcional (relacionada com o estado nutricional)

_______ sem alteração
_______ com alteração

Tipo:

_______ dificuldade em deambular _______ duração
_______ dificuldade em manter atividade física normal _______ duração
_______ atividade leve _______ duração
_______ sentado/acamado com nenhuma ou pouca atividade _______ duração
_______ melhora na atividade

	1	2	3	4	5	6	7
Mantém atividades usuais ou apresenta disfunções não relacionadas ao estado nutricional							
Diminuição recente das atividades normais em consequência do estado nutricional							
Maioria do tempo sentado ou acamado em razão de piora do estado nutricional							
Acamado, incapaz de realizar atividades usuais							

Pontuação:

Enfermidades que comprometem as necessidades nutricionais

Diagnóstico: ____________________ Comorbidades: ____________________

Necessidade nutricional: ( ) normal ( ) aumentada ( ) diminuída

Estresse metabólico agudo: ( ) nenhum ( ) leve ( ) moderado ( ) grave

Pontuação:

5. Evidência de:

Diminuição de tecido adiposo subcutânea (abaixo dos olhos__, tríceps__, bíceps___, peito__): ( ) nenhuma área ( ) algumas áreas ( ) todas as áreas
Redução da massa muscular (fonte___, clavícula___, ombro___, escápula___, costelas___, quadríceps___, panturrilha___, joelho___, na mão entre o polegar e o dedo indicador___): ( ) nenhuma área ( ) algumas áreas ( ) todas as áreas
Edema (relacionado com desnutrição): ( ) sim ( ) não
Ascite (apenas para pacientes em hemodiálise - relacionado com desnutrição): ( ) sim ( ) não
Pontuação:

Classificação geral: __________

Descrição das classificações:

Predominância das pontuações e classificação geral	1 ou 2	Desnutrição grave
	3, 4 ou 5	Desnutrição leve a moderada
	6 ou 7	Risco muito leve de desnutrição ou bem nutrido

FIGURA 10 Avaliação global subjetiva de 7 pontos.

Fonte: adaptado de CANUSA, 1996.[21]

TABELA 32 Exame físico da avaliação global subjetiva do estado nutricional

	Dicas	Desnutrição grave	Desnutrição leve/ moderada	Bem nutrido
Gordura subcutânea				
Abaixo dos olhos	–	Círculos escuros, depressão, pele solta flácida, "olhos fundos"	–	Depósito de gordura visível

(continua)

TABELA 32 Exame físico da avaliação global subjetiva do estado nutricional *(continuação)*

	Dicas	Desnutrição grave	Desnutrição leve/ moderada	Bem nutrido
Gordura subcutânea				
Regiões do tríceps e do bíceps	Cuidado para não prender o músculo ao pinçar o local; movimentar a pele entre os dedos	Pouco espaço de gordura entre os dedos ou os dedos praticamente se tocam	–	Tecido adiposo abundante
Massa muscular				
Têmporas	Observar de frente; olhar dos dois lados	Depressão	Depressão leve	É possível observar o músculo bem definido
Clavícula	Observar se o osso está proeminente	Osso protuberante	Osso levemente proeminente	Em homens, não está visível; em mulheres, pode estar visível, mas não proeminente
Ombros	O paciente deve posicionar os braços ao lado do corpo; procurar por ossos proeminentes	Ombro em forma quadrada (formando um ângulo reto), com ossos proeminentes	Acrômio levemente protuberante	Formato arredondado na curva da junção do ombro com o pescoço e do ombro com o braço

(continua)

TABELA 32 Exame físico da avaliação global subjetiva do estado nutricional *(continuação)*

	Dicas	Desnutrição grave	Desnutrição leve/ moderada	Bem nutrido
Massa muscular				
Escápula	Procurar por ossos proeminentes; o paciente deve estar com o braço esticado para a frente e a mão encostada em uma superfície sólida	Ossos proeminentes, visíveis; depressão entre escápula, costelas, ombro e coluna vertebral	Depressões leves ou ossos levemente proeminentes	Ossos não proeminentes, sem depressões significativas
Músculo interósseo	Observar no dorso da mão o músculo entre o polegar e o indicador quando esses dedos estão unidos	Área entre o dedo indicador e o polegar achatada ou com depressão	Com pequena depressão ou levemente achatado	Músculo proeminente, pode estar levemente achatado (sobretudo nas mulheres)
Joelho (a parte inferior do corpo é menos sensível às alterações nutricionais)	O paciente deve estar sentado com os pés apoiados em uma superfície sólida	Ossos proeminentes	–	Músculos proeminentes, ossos não protuberantes
Quadríceps	Pinçar e sentir o volume do músculo	Parte interna da coxa com depressão	Parte interna da coxa com leve depressão	Sem depressão
Edema/ascite				
Tentar identificar outras causas não relacionadas com a desnutrição	Em pacientes com mobilidade, observar o tornozelo; naqueles com atividade muito leve, observar o sacro	Edema aparente significativo	Edema leve a moderado	Sem sinais de retenção de líquidos

Fonte: Kamimura, 2019.[22]

Critérios para o diagnóstico de desnutrição energético-proteica

A Sociedade Internacional de Nutrição Renal e Metabolismo propôs critérios para o diagnóstico de desnutrição energético-proteica (DEP) baseados em quadro categorias, conforme descrito na Tabela 33.[23] De acordo com o proposto, a presença de uma alteração em pelo menos três das quatro categorias descritas é indicativa de DEP.

TABELA 33 Critérios de diagnóstico da desnutrição energético-proteica* na doença renal crônica

Parâmetros laboratoriais séricos	▪ Albumina < 3,8 g/dL (método: verde de bromocresol).[a] ▪ Pré-albumina < 30 mg/dL (somente para pacientes em diálise. Nos estágios 2 a 5 da DRC, os níveis podem variar de acordo com a função renal). ▪ Colesterol < 100 mg/dL.[a]
Massa corporal	▪ IMC < 23 kg/m².[b] ▪ Perda de peso não intencional: ≥ 5% em 3 meses ou ≥ 10% em 6 meses. ▪ Percentual de gordura corporal < 10%.
Massa muscular	▪ Depleção muscular: redução ≥ 5% da massa muscular em 3 meses ou ≥ 10% em 6 meses. ▪ Circunferência muscular do braço: redução > 10% em relação ao percentil 50.
Ingestão alimentar	▪ Redução não intencional da ingestão proteica por pelo menos 2 meses: – < 0,6 g/kg/dia para pacientes nos estágios 2 a 5 da DRC. – < 0,8 g/kg/dia para pacientes em diálise. ▪ Redução não intencional da ingestão energética por pelo menos 2 meses: – < 25 kcal/kg/dia para pacientes nas fases não dialítica e dialítica.

DRC: doença renal crônica; IMC: índice de massa corporal.

* Presença de alteração em pelo menos três das quatro categorias definidas. Idealmente, cada critério deve ser documentado em pelo menos três ocasiões, de preferência com 2 a 4 semanas de intervalo.

[a] Não deve ser considerado na presença de grandes perdas proteicas, doença hepática ou em uso de hipolipemiantes orais.

[b] Livre de edema (p. ex., peso seco pós-diálise).

Fonte: Fouque et al., 2008.[23]

Diagnóstico de sarcopenia

A sarcopenia é definida como a redução de massa e força muscular associada ao baixo desempenho físico em decorrência do envelhecimento. Porém, essa condição também passou a ser incorporada, não somente relacionada ao envelhecimento, mas às doenças nas quais há intenso catabolismo proteico, como em geral ocorre na DRC, particularmente nos pacientes em terapia dialítica.

Estudos mostram que a sarcopenia é prevalente em pacientes em hemodiálise e essa condição está associada a desfechos adversos, com quedas, hospitalização e óbito.[24] O diagnóstico operacional da sarcopenia na DRC tem como base o Consenso Europeu de Definição e Diagnóstico de Sarcopenia em Idosos (EWGSOP) revisado.[25] A Tabela 34 descreve os parâmetros e critérios para diagnóstico operacional de sarcopenia.

TABELA 34 Diagnóstico operacional de sarcopenia

Condição	Método	Critério
Risco de sarcopenia	Questionário de rastreio SARC-F (Tabela 35)	Escore ≥ 4
Provável sarcopenia Baixa força muscular	Força de preensão palmar[a] (dinamômetro) **ou** Teste de se sentar e levantar 5 vezes	< 27 kg - homem < 16 kg - mulher > 15 segundos em ambos os sexos
Sarcopenia confirmada Baixa força + baixa massa muscular	Massa muscular esquelética apendicular (MMEA) (Bioimpedância[b] ou DEXA)	< 20 kg - homem < 15 kg - mulher
	Índice de massa muscular esquelética apendicular (MMEA/altura m^2)	< 7,0 kg/m^2 - homem < 5,5 kg/m^2 - mulher

(continua)

TABELA 34 Diagnóstico operacional de sarcopenia *(continuação)*

Condição	Método	Critério
Sarcopenia grave Baixa força + baixa massa muscular + baixo desempenho físico	Velocidade de caminhada de 4 metros	≤ 0,8 m/segundo ambos os sexos

DEXA: absorciometria de raios-X de dupla energia.
[a] Força de preensão palmar aferida preferencialmente pré-hemodiálise.
[b] Equação para calcular a estimativa da massa muscular esquelética apendicular pelos valores de resistência e reatância da bioimpedância (obtida pós-hemodiálise e preferencialmente na segunda sessão da semana) (Sergi, 2015[26]): **MMEA (kg) = - 3,964 + (1,384 × sexo) + (0,095 × peso) + (0,227 × RI) + (0,064 × Xc)**. Em que: homem = 1, mulher = 0; Peso em kg; RI: índice resistência = altura em cm^2/resistência em ohm; Xc = reatância em ohm (ambos na frequência de 50 Hz).
Fonte: Cruz-Jentoft et al., 2019.[25]

Atualmente a baixa força muscular tem sido considerada uma condição mais importante do que a baixa massa muscular no diagnóstico de sarcopenia. Assim, de acordo com o consenso, na prática clínica o diagnóstico de provável sarcopenia é suficiente para investigar as causas e iniciar intervenção.

TABELA 35 Questionário de rastreio de sarcopenia SARC-F

Componente	Pergunta	Pontuação
Força	O quanto de dificuldade você tem para se levantar e carregar 5 kg?	Nenhuma = 0 Alguma = 1 Muita, ou não consegue = 2
Ajuda para caminhar	O quanto de dificuldade você tem para atravessar um cômodo?	Nenhuma = 0 Alguma = 1 Muita, usa apoios, ou incapaz = 2
Levantar-se da cadeira	O quanto de dificuldade você tem para se levantar de uma cama ou cadeira?	Nenhuma = 0 Alguma = 1 Muita, ou não consegue sem ajuda = 2
Subir escadas	O quanto de dificuldade você tem para subir um lance de escadas de 10 degraus?	Nenhuma = 0 Alguma = 1 Muita, ou não consegue = 2
Quedas	Quantas vezes você caiu no último ano?	Nenhuma = 0 1-3 quedas = 1 4 ou mais quedas = 2
Somatório (0-10 pontos)		

REFERÊNCIAS

1. Ikizler TA, Burrowes JD, Byham-Gray LD, Campbell KL, Carrero JJ, Chan W, et al. KDOQI Clinical Practice Guideline for Nutrition in CKD: 2020 Update. Am J Kidney Dis. 2020;76: S1–S107.
2. Brazilian Society of Parenteral and Enteral Nutrition (Braspen). Diretriz Braspen de terapia nutricional no paciente com doença renal. Braspen J. 2021;36 (Supl 2);1-31.
3. Ferguson M, Capra S, Bauer J, Banks M. Development of a valid and reliable malnutrition screening tool for adult acute hospital patients. Nutrition. 1999;15(6):458-64.
4. Chumlea WC, Roche AF, Steinbaugh ML. Estimating stature from knee height for persons 60 to 90 years of age. J Am Geriatric Soc. 1985;33:116-20.
5. National Kidney Foundation. KDIGO 2023 Clinical Practice Guideline for the evaluation, management, and treatment of Autosomal Dominant Polycystic Kidney Disease (ADPKD).
6. National Kidney Foundation (K/DOQI). Clinical Practice Guidelines for Nutrition in Chronic Renal Failure. Am J Kidney Dis. 2000;35(6 Suppl. 2):S1-140.
7. Osterkamp LK. Current perspective on assessment of human body proportions of relevance to amputees. J Am Diet Assoc. 1995;95:215-8.
8. Organização Mundial da Saúde (OMS). Physical status: the use and interpretation of anthropometry. Genebra: OMS; 1995.
9. Organización Panamericana de la Salud (Opas). Anales da 36ª Reunión del Comité Asesor de Investigaciones em Salud. Encuesta multicéntrica: salud, bienestar y envejecimiento (SABE) en América Latina y el Caribe, mayo 2001. Washington, DC: Opas; 2001.
10. Organização Mundial da Saúde (OMS). Obesity: preventing and managing the global epidemic. Genebra: OMS; 1997.
11. Araújo IC, Kamimura MA, Draibe AS, Canziani ME, Manfredi SR, Avesani CM, et al. Nutritional parameters and mortality in incident hemodialysis patients. J Ren Nutr. 2006;16(1):27-35.
12. Frisancho AR. Anthropometric standards for the assessment of growth and nutritional status. Michigan: University of Michigan; 1990.
13. Frisancho AR. New norms of upper limb fat and muscle areas for assessment of nutritional status. Am J Clin Nutr. 1981;34:2540-5.
14. Kuczmarski MF, Kuczarisk RJ, Najar M. Descriptive anthropometric reference data for older Americans. J Am Diet Assoc. 2000;100(1):59-66.
15. Lee RD, Nieman DC. Nutritional assessment. Londres: McGraw Hill; 1993.
16. Gonzalez MC, Mehrnezhad A, Razaciarab, N, Barbosa-Silva TG, Heymsfield SB. Calf circumference: cutoff values from the NHANES 1999-2006. Am J Clin Nutr. 2021;113(6):1679-87.
17. Durnin JV, Womersley J. Body fat assessed from total body density and its estimation from skinfold thickness: measurements on 481 men and woman aged 16 to 72 years. Br J Nutr. 1974;32(1):77-97.

18. Siri WE. Body composition from fluids spaces and density: analysis of methods. In: Brozek J, Henschel A, editors. Techniques for measuring body composition. Washington: National Academy of Sciences, National Research Council; 1961.
19. Sabatino A, Sola KH, Brismar TB, Lindholm B, Stenvinkel P, Avesani CM. Making the invisible visible: imaging techniques for assessing muscle mass and muscle quality in chronic kidney disease. Clin Kidney J. 2024;17(3):sfae028.
20. Fouque D, Vannegoor M, ter Wee P, Wanner C, Basci A, Canaud B, et al. EBPG guideline on nutrition. Nephrol Dial Transplant. 2007;22(Suppl.2):ii45-87.
21. Adequacy of dialysis and nutrition in continuous peritoneal dialysis: association with clinical outcomes. Canada-USA (CANUSA) Peritoneal Dialysis Study Group. J Am Soc Nephrol. 1996;7:198-207.
22. Kamimura MA, Ramos LB, Bazanelli AP, Cuppari L. Avaliação nutricional. In: Cuppari L. Guia de nutrição: nutrição clínica no adulto. 4. ed. Barueri: Manole; 2019.
23. Fouque D, Kalantar-Zadeh K, Kopple J, Cano N, Chauveau P, Cuppari L, et al. A proposed nomenclature and diagnostic criteria for protein-energy wasting in acute and chronic kidney disease. Kidney Int. 2008;73:391-8.
24. Sabatino A, Cuppari L, Stenvinkel P, Lindholm B, Avesani CM. Sancopenia in chronic kidney disease: what have we learned so far? J Nephrol. 2021;34(4):1347-72.
25. Cruz-Jentoft AJ, Bahat G, Bauer J, Boirie Y, Bruyere O, Cederholm, T, et al. Sarcopenia: revised European consensus on definition and diagnosis. Age Ageing. 2019;48(1):16-31.
26. Sergi G, De Rui M, Veronese N, Bolzetta F, Berton L, Carraro S, et al. Assessing appendicular skeletal muscle mass with bioelectrical impedance analysis in free-living Caucasian older adults. Clin Nutr. 2015;34:667-73.

3

Exames laboratoriais na doença renal crônica

Lilian Cuppari

INFORMAÇÕES GERAIS

Neste capítulo serão apresentados os principais exames laboratoriais utilizados na prática clínica de pacientes com doença renal crônica (DRC). Nos capítulos específicos também podem ser encontradas descrições mais detalhadas de valores de exames laboratoriais. A seguir, modelo de Tabela com informações de como interpretar os dados apresentados nela.

Exame	Valores de referência	Valor na DRC	Algumas potenciais condições quando anormal
Apresentados em ordem alfabética	Valores reportados como "usual" ou "normal" encontrados na população em geral, associados com ótima saúde ou mínimo risco. Obs.: os resultados de exames laboratoriais dependem do método e dos procedimentos empregados. Na análise do resultado do exame deve ser considerada a faixa de valor descrita pelo laboratório.	Valores que podem ser encontrados ou esperados na DRC.	Possíveis razões quando os exames estão acima ou abaixo dos valores de referência.

Exame	Valores de referência	Valor na DRC	Algumas potenciais condições quando anormal
Ácido fólico	Soro: 2,5-20 ng/mL Eritrócito: 160-855 ng/mL	Valor de referência	**Alto:** anemia perniciosa, transfusão recente, veganismo. **Baixo:** deficiência de ácido fólico, anemia hemolítica, desnutrição grave, má-absorção, doença maligna, doença hepática, gravidez, alcoolismo, anorexia nervosa.
Ácido úrico sérico	2,5-8,0 mg/dL	Valor de referência	**Alto:** gota, DRC, diuréticos tiazídicos, alcoolismo, desidratação, diabetes. **Baixo:** desnutrição, má-absorção.
Albumina sérica	3,5-5,5 g/dL	Valor de referência	**Alta:** desidratação grave. **Baixa:** hipervolemia, doença hepática/pancreática, síndrome nefrótica, desnutrição grave, doença inflamatória intestinal, infecção, inflamação.
Bicarbonato sérico	23-28 mEq/L	Valor de referência Evitar < 18 mEq/L	**Alto:** acidose metabólica. **Baixo:** alcalose metabólica.
Cálcio sérico *O ajuste do cálcio total (CT) para a albumina baixa é questionável, mas o CT é adequado para monitoramento de rotina	Ca total: 9,0-10,5 mg/dL Ca Ionizável: 1,11-1,40 mmol/L	Valor de referência	**Alto:** excesso de vitamina D/cálcio, hiperparatiroidismo primário, aumento da absorção intestinal, doença osteolítica, excesso de vitamina A, carcinoma, imobilização, baixa remodelação óssea, desidratação. **Baixo:** deficiência de vitamina D/cálcio durante a formação óssea, má-absorção, pós-paratireiodectomia.

(continua)

(continuação)

Exame	Valores de referência	Valor na DRC	Algumas potenciais condições quando anormal
Colesterol total LDL-C HDL-C Não HDL	< 190 mg/dL < 130 mg/dL > 40 mg/dL < 160 mg/dL	Valor de referência	**Colesterol alto:** distúrbios do metabolismo lipídico, síndrome nefrótica, uso de glicocorticoides, dieta hiperlipídica. **Colesterol baixo:** infecção aguda, desnutrição, inanição. **LDL-C alto:** lipoproteinemia familiar, síndrome nefrótica, hipotireoidismo, doença hepática crônica, mau controle glicêmico. **LDL-C baixo:** hipoliproteinemia familiar ou por queimadura grave, má-absorção, desnutrição. **HDL-C alto:** familiar, exercício físico vigoroso. **HDL-C baixo:** hipolipoproteinemia familiar, doença hepática familiar, desnutrição, síndrome nefrótica.
Creatinina sérica	0,7-1,3 mg/dL	1,3-15,0 mg/dL (com base na massa muscular, TFG e diálise)	**Alta:** doenças musculares agudas (rabdomiólise) ou crônicas (miosites), injúria renal aguda e doença renal crônica, terapia dialítica, uso de creatina. **Baixa:** gestação, hepatopatia crônica; em pacientes em terapia dialítica pode significar desnutrição e sarcopenia.
Ferro sérico	Homens: 50-150 µg/dL Mulheres: 35-145 µg/dL	Valor de referência	**Alto:** sobrecarga de ferro, dano hepático agudo, anemia hemolítica, hemocromatose idiopática, talassemia, anemia por deficiência de piridoxina, repetidas transfusões. **Baixo:** deficiência de ferro, baixa ingestão de ferro, perdas sanguíneas.

(continua)

(continuação)

Exame	Valores de referência	Valor na DRC	Algumas potenciais condições quando anormal
Ferritina	Homens: 30-300 ng/mL Mulheres: 30-200 ng/mL	Hemodiálise: 200-500 ng/mL Diálise peritoneal e tratamento conservador ≥ 100 ng/mL	**Alta:** sobrecarga de ferro, elevação falsa em doença hepática ativa, desidratação, múltiplas transfusões, inflamação. **Baixa:** depleção dos estoques de ferro.
Fosfatase alcalina sérica	36-150 U/L	Valor de referência	**Alta:** distúrbio do metabolismo mineral e ósseo (DMO-DRC), consolidação de fraturas, doenças hepáticas, hiperparatireoidismo. **Baixa:** hipofosfatemia congênita, anemia perniciosa, desnutrição, doença celíaca, hipotireoidismo.
Fósforo sérico	3,0-4,5 mg/dL	Valor de referência	**Alto:** DRC, doenças ósseas, intoxicação por vitamina D, hipoparatireoidismo, hipertireoidismo. **Baixo:** deficiência de vitamina D, má-absorção, baixa ingestão, vômito, diarreia, acidose, pós-paratireoidectomia, osteomalácia.
Glicose de jejum plasmática Glicose 2 horas pós-prandial	70-99 mg/dL < 140 mg/dL	Valor de referência	**Alta:** diabetes melito, intolerância à glicose, doença hepática crônica, hipertireoidismo, pancreatite, estresse físico ou psicológico. **Baixa:** hiperinsulinemia, hipotireoidismo, tumor pancreático, falência hepática, desnutrição.
Hemoglobina glicada (HbA1C)	< 5,7%: baixo risco de DM 5,7-6,4%: risco aumentado de DM > 6,5%: consistente com DM < 7,0%: meta para pessoas com DM	< 6,5% nas fases iniciais da DRC e sem comorbidades. < 8,0% estágios avançados da DRC com complicações e risco de hipoglicemia. A HbA1C tem baixa confiabilidade em pacientes em diálise.	**Alta:** diagnóstico recente de DM/ mau controle do DM, gestação **Baixa:** anemia hemolítica e perda de sangue.

(continua)

(continuação)

Exame	Valores de referência	Valor na DRC	Algumas potenciais condições quando anormal
Hemoglobina	Homens: 14-17 g/dL Mulheres: 12-16 g/dL	Não deve ser inferior a 10 g/dL. Em tratamento com eritropoietina (EPO), deve ficar entre 10 e 12 g/dL (individualizar) e não deve ser > 13 g/dL.	**Alta:** desidratação, excesso de tratamento com EPO. **Baixo:** hipervolemia, deficiência prolongada de ferro, anemia por várias causas, tratamento com EPO insuficiente.
Magnésio sérico	1,5-2,4 mEq/L	Valor de referência	**Alto:** excesso de ingestão de magnésio por suplementos, água, desidratação. **Baixo:** desnutrição, estresse.
Paratormônio	10-65 pg/mL	Fase não dialítica: Valor de referência embora ainda não claramente estabelecido. Diálise: 2 a 9 vezes o limite superior da normalidade (evitar extremos).	**Alto:** hiperparatireoidismo, câncer de pulmão ou de rim, hipocalcemia, má-absorção, deficiência de vitamina D, raquitismo. **Baixo:** hipoparatireoidismo, hipercalcemia, tumor ósseo metastático, sarcoidose, intoxicação por vitamina D, hipomagnesemia.
Potássio sérico	3,5-5,0 mEq/L	Valor de referência. Em hemodiálise – determinado pré-sessão.	**Alto:** DRC, destruição tecidual, choque, acidose, desidratação, hiperglicemia, excesso de medicação antagonista da aldosterona, diuréticos poupadores de potássio, forma de coleta de sangue inadequada, ingestão excessiva, diálise inadequada, potássio na solução de diálise inapropriada, uso de substitutos do sal (cloreto de potássio). **Baixo:** diuréticos espoliadores de potássio, diarreia, vômito, abuso de laxantes/enema, má-absorção, correção da acidose diabética, antibióticos, transtornos alimentares, hipomagnesemia, suor excessivo.

(continua)

(continuação)

Exame	Valores de referência	Valor na DRC	Algumas potenciais condições quando anormal
Pré-albumina	18-45 mg/dL	≥ 30 mg/dL	**Alta:** uso de corticosteroides, linfoma de Hodgkin. **Baixa:** desnutrição, doença hepática, inflamação.
Proteína total	6,0-7,8 g/dL	Valor de referência	**Alta:** desidratação, doença infecciosa crônica/aguda, leucemia, mieloma mútiplo. **Baixo:** desnutrição, má-absorção, cirrose, esteatorreia, edema, síndrome nefrótica.
Proteína C-reativa Proteína C-reativa altamente sensível	< 0,5 mg/dL < 0,11 mg/dL	Valor de referência	**Alta:** doenças inflamatórias, infecções bacterianas e virais, complicações pós-operatórias, infarto agudo do miocárdio, neoplasias.
Sódio sérico	136-145 mEq/L	Valor de referência	**Alto:** desidratação, diabetes insípido, diálise hipertônica, diurese osmótica, hiperaldosteronismo primário, perdas extrarrenais insensíveis (febres, fístulas gastrintestinais, grande queimado), síndrome de Cushing. **Baixo:** hipervolemia, uso inadequado de diuréticos, diarreia, vômito, insuficiência adrenal, cetoacidose diabética, hiperglicemia, hiperproteinemia, nefropatia perdedora de sal, diurese osmótica.
Saturação da transferrina	20-50%	≥ 20%	**Alta:** sobrecarga de ferro, gestação, hepatite aguda, alcoolismo. **Baixa:** cirrose hepática, desnutrição, doenças infecciosas ou inflamatória crônica, deficiência de ferro.
Transferrina	200-360 mg/dL	Valor de referência	**Alta:** deficiência de ferro, gestação, uso de estrogênio, doenças hepáticas, alcoolismo. **Baixa:** doenças infecciosas e inflamatórias crônicas, sobrecarga de ferro, (hemocromatose), cirrose hepática, desnutrição.

(continua)

(continuação)

Exame	Valores de referência	Valor na DRC	Algumas potenciais condições quando anormal
Triglicerídeos	< 150 mg/dL (nível normal) 150-199 mg/dL (limítrofe) 200-499 mg/dL (nível alto) ≥ 500 mg/dL (nível muito alto)	Valor de referência	**Alto:** doença hepática, gota, pancreatite, diabetes mal controlado, diálise peritoneal, uso de esteroides, síndrome nefrótica, pancreatite, causas genéticas. **Baixo:** desnutrição, má-absorção.
Ureia sérica	10-40 mg/dL	Muito variável. Depende do nível de função renal ou diálise, da ingestão proteica e do catabolismo proteico.	**Alta:** sangramento do trato gastrintestinal, desidratação, hipercatabolismo, insuficiência cardíaca grave, rejeição de transplante renal, diálise inadequada. **Baixa:** insuficiência hepática, hipervolemia, ingestão proteica muito baixa, má-absorção.
Vitamina B12 sérica	200-800 pg/mL	Valor de referência	**Alta:** leucemia, disfunção hepática grave, policitemia vera. **Baixa:** deficiência de ácido fólico e vitamina C, gastrite atrófica, gastrectomia, má-absorção, doença inflamatória intestinal, acloridria, gestação.
Vitamina D (25OHD) sérica	> 20 ng/mL	30-60 ng/mL	**Alta:** Excesso de suplementação. **Baixa:** ingestão insuficiente, osteomalácia, má-absorção, doença hepática grave, tuberculose, sarcoidose.

DRC: doença renal crônica.

REFERÊNCIAS

1. American Diabetes Association Professional Practice Committee. 2. Classification and diagnosis of diabetes: standards of medical care in diabetes. Diabetes Care. 2022;45(Supp 11):S17-S38.
2. Atualização da Diretriz para o Tratamento da Anemia no Paciente com Doença Renal Crônica. J Bras Nefrol. 2014;36(1 Suppl 1).
3. Calixto-Lima L, Reis NT, organizadores. Interpretação de exames laboratoriais aplicados à nutrição clínica. Rio de Janeiro: Rubio; 2012.
4. Exames de sangue: valores normais. In: Manual MSD versão para profissionais da saúde. Rahway, NJ: Merck &Co.; 2024.
5. National Kidney Foundation. Biochemical. In: MacCann L., editor. Pocket guide to nutrition assessment of patient with kidney disease. 5. ed. New York: National Kidney Foundation; 2015.

4

Doença renal crônica: tratamento conservador e diálise

Christiane Ishikawa Ramos

INFORMAÇÕES GERAIS

O manejo nutricional é indispensável em todas as fases da doença renal crônica (DRC) e tem como principais objetivos prevenir e/ou tratar complicações endócrinas, metabólicas e nutricionais. Na fase não dialítica ou tratamento conservador, também contribui com a terapia medicamentosa para retardar o ritmo de progressão da doença e preparar o paciente para a terapia renal substitutiva (TRS). O estadiamento da DRC é feito a partir do cálculo da taxa de filtração glomerular (TFG) e da albuminúria. A TFG é estimada a partir da creatinina e/ou cistatina séricas, idade e sexo, e a albuminúria é calculada a partir da relação de albumina e creatinina excretadas em amostra de urina ou em urina de 24 horas. O cálculo da TFG pode ser feito com o uso de aplicativos disponíveis para celular e computador. A Figura 1 mostra os estágios da doença.[1]

Classificação da DRC

Risco de progressão: Baixo; Moderado; Alto; Muito alto

			Albuminúria persistente		
			A1	A2	A3
			Normal ou ↑ moderado	↑ Moderado	Muito aumentado
Estádio	Característica	TFG	< 30 mg/g Cr ou mg/dia	30-300 mg/g Cr ou mg/dia	> 300 mg/g Cr ou mg/dia
1	Lesão renal com TFG normal ou aumentada	≥ 90			
2	Lesão renal com redução leve da TFG	60-89			
3a	Lesão renal com redução moderada da TFG	45-59			
3b	Lesão renal com redução moderada da TFG	30-44			
4	Redução grave da TFG	15-29			
5	Falência renal/ fase diálise	< 15			

FIGURA 1 Estadiamento da doença renal crônica.

Cr: creatina; DRC: doença renal crônica; TFG: taxa de filtração glomerular.

Fonte: adaptada de KDIGO, 2024.[1]

RECOMENDAÇÕES NUTRICIONAIS

O Quadro 1 resume as principais recomendações de energia e macronutrientes de acordo com as fases da DRC.

QUADRO 1 Recomendações de energia e macronutrientes na doença renal crônica para indivíduos metabolicamente estáveis*

Componente dietético	Fase não dialítica	Fase dialítica
Energia (Ikizler et al., 2020.[2])	25-35 kcal/kg/dia	25-35 kcal/kg/dia Obs.: descontar as calorias provenientes da absorção de glicose da solução na diálise peritoneal.
	Ajustar para sexo, idade, nível de atividade física, composição corporal, estágio da doença, comorbidades.	

(continua)

QUADRO 1 Recomendações de energia e macronutrientes na doença renal crônica para indivíduos metabolicamente estáveis* *(continuação)*

Componente dietético	Fase não dialítica	Fase dialítica Hemodiálise e diálise peritoneal
Proteína (Ikizler et al., 2020.[2])	Estágios 1 e 2 da DRC ▪ Normoproteica: 0,8-1,0 g/kg/dia Estágios 3, 4 e 5 não dialítico ▪ Hipoproteica: 0,55-0,6 g/kg/dia ▪ Muito baixo teor de proteínas: 0,28-0,43 g/kg/dia suplementada com cetoácidos/cetoanálogos** ▪ Em caso de diabetes: 0,6-0,8 g/kg/dia Obs.: em casos de proteinúria nefrótica persistente, adicionar 1 g de proteína por grama de proteinúria, quando superior a 5 g/dia.	1,0-1,2 g/kg/dia
Carboidratos (National Academies, 2002/2005.[3])	Utilizar recomendações gerais: 45-65% VET	
Fibras (Cigarrán et al., 2022.[4])	20-30 g/dia	
Gorduras (National Academies, 2002/2005.[3])	Utilizar recomendações gerais: 20-35% VET	

* Consideram-se metabolicamente estáveis os indivíduos que não apresentam: inflamação ativa ou doenças infecciosas; hospitalização nos últimos 2 meses; diabetes descompensado ou outras doenças consumptivas como câncer; uso de antibióticos ou imunossupressores; perda de peso não intencional em curto prazo. Nesses casos não há valor recomendado e o julgamento clínico deve direcionar a orientação.

O peso corporal a ser empregado deve ser determinado a partir do julgamento clínico do profissional (detalhes no Capítulo 2 – Avaliação nutricional na doença renal crônica).

** A prescrição de cetoanálogos é atribuição do médico/nefrologista. No produto disponível no Brasil atualmente, a prescrição é de um comprimido para cada 5 quilogramas de peso corporal.

VET: valor energético total.

ENERGIA

Para todas as fases da DRC, a recomendação é de uma oferta de energia entre 25 e 35 kcal/kg/dia, que deve ser ajustada quando necessário para adequação/manutenção de um estado nutricional desejado. A garantia do aporte energético adequado permite o balanço nitrogenado neutro a positivo, mesmo diante das adequações de proteínas necessárias.

Diálise peritoneal e recomendação de energia

A glicose ofertada por meio da solução de diálise contribui consideravelmente com o aporte energético para os pacientes em DP. Assim, em pacientes eutróficos ou com excesso de peso, é prudente descontar a energia ofertada a partir da glicose absorvida do total de energia proposto na dieta, a fim de prevenir ganho de peso. Em uma prescrição padrão de diálise peritoneal ambulatorial contínua (DPAC/CAPD), aproximadamente 60% da glicose infundida é absorvida pelo peritônio; já na diálise peritoneal automatizada (DPA), a absorção de glicose é de cerca de 40%. Esse cálculo deve ser feito considerando o volume de solução infundida e a concentração de glicose utilizada no total do dia. O total de glicose em gramas deve ser multiplicado por 3,76 calorias para obter o aporte total de energia correspondente.

PROTEÍNAS

Fase não dialítica ou tratamento conservador

Nessa fase da DRC, o manejo proteico é um dos pilares da orientação nutricional e o controle da quantidade de proteínas na dieta está associado a diversos benefícios (Quadro 2).

QUADRO 2 Potenciais benefícios do consumo adequado de proteínas na fase não dialítica da doença renal crônica

- Diminuição da hiperfiltração renal e da proteinúria.
- Diminuição da resistência à insulina e do estresse oxidativo.
- Diminuição do acúmulo de toxinas urêmicas.
- Melhora do perfil lipídico.
- Diminuição da sobrecarga de fósforo.
- Redução das concentrações de paratormônio.
- Melhor efeito dos inibidores da enzima conversora de angiotensina.

Fonte: adaptado de Fouque e Aparicio, 2007.[5]

DIÁLISE

Na fase dialítica, além do controle metabólico, o aporte adequado de proteínas visa minimizar o catabolismo proteico muscular e perdas de aminoácidos, peptídeos (na hemodiálise) e proteínas (na diálise peritoneal) relacionadas ao procedimento dialítico. Na hemodiálise, orientar o consumo de refeições antes, durante e após o procedimento dialítico auxilia na atenuação do catabolismo proteico muscular.[6] Reforça-se a associação com a oferta energética adequada para manutenção/recuperação do estado nutricional.

QUALIDADE DA PROTEÍNA

Não há evidências suficientes que indiquem benefícios de um tipo de proteína (animal ou vegetal) sobre os desfechos renais e metabólicos.[2] O importante é atentar-se à quantidade total ofertada por dia e equilibrar entre as fontes animais e vegetais, de acordo com o hábito alimentar do paciente.

Na Tabela 1 estão descritos os principais alimentos que são fontes de proteína.

TABELA 1 Principais alimentos fonte de proteína

Alimento	Medida caseira	Quantidade (g)	Proteína (g)
Cárneos			
Carne de frango	1 filé de peito médio	80	23
Carne de porco	1 bisteca média	80	21,2
Carne bovina	1 bife médio	85	26
Pescada-branca	1 filé médio	84	20,6
Ovos			
Ovo inteiro	1 unidade	50	6
Clara de ovo	1 unidade	30	3,3
Leite e derivados			
Leite	1 copo americano	150	4,9
Queijo minas frescal	1 fatia média	30	7,5
Iogurte natural integral	1 pote comercial	180	7,2
Leguminosas e oleaginosas			
Feijão cozido com caldo	1 concha média	100	4,8
Ervilha cozida	2 colheres de servir	76	5,0
Lentilha cozida	1 concha média	85	5,7
Grão-de-bico cozido	2 colheres de servir	90	6,8
Soja cozida	5 colheres de sopa	54	9
Amendoim	1 pacote pequeno	50	13

Fonte: Tabela Brasileira de Composição de Alimentos (TACO),[7] Tabela de Composição de Alimentos (TBCA).[8]

FIBRAS ALIMENTARES

Apesar de não existirem recomendações específicas para a DRC, atenção especial deve ser dada à ingestão de fibras alimentares. Além dos reconhecidos efeitos metabólicos, a oferta de fibras favorece o ritmo intestinal adequado e a melhor composição da microbiota colônica, que por sua vez pode contribuir para melhores desfechos em saúde.[4]

Alimentos fontes de fibras também são fontes de potássio e fósforo, o que pode gerar receio na prescrição. Porém, é importante ressaltar que a absorção do potássio e fósforo proveniente de fontes vegetais é menor do que a de fontes animais ou alimentos processados. O Capítulo 9 (Constipação intestinal na doença renal crônica) traz sugestões sobre como utilizar alimentos e fibras e o controle do potássio.

Na fase dialítica, a restrição de líquidos também se torna um inconveniente para o consumo de fibras suplementares. Dessa forma, o acompanhamento da evolução clínica, incluindo o hábito intestinal, e laboratorial do paciente auxiliará na tomada de decisão sobre as fontes e a quantidade de fibras sugeridas em cada caso.

SÓDIO

Independentemente da fase da DRC, recomenda-se limitar a ingestão de sódio a 2.300 mg/dia[2] ao passo que, para aqueles com DRC e hipertensão, 2.000 mg/dia.[9] Além de auxiliar no melhor controle da pressão arterial e da volemia, na fase não dialítica o consumo adequado contribui para a redução do ritmo de progressão da doença e controle da proteinúria. Na fase dialítica, é essencial para a diminuição da sensação da sede e do consumo hídrico elevado.

No Quadro 3, encontram-se algumas sugestões para adequar a ingestão de sódio.

QUADRO 3 Estratégias para reduzir o consumo de sódio

- Retirar o saleiro da mesa.
- Substituir total ou parcialmente o sal de cozinha por sal de ervas.
- Priorizar a utilização de ervas, temperos e especiarias naturais, ao preparar os alimentos, evitando os condimentos e molhos artificiais (p. ex., caldos industrializados, molhos prontos para consumo, shoyu etc.).
- Diminuir gradativamente a quantidade de sal adicionada às preparações para adaptação do paladar.
- Fazer marinadas em cárneos com azeite, ervas e especiarias, para conferir mais sabor (com menor uso de sal).
- Substituir produtos conservados em salmoura pelo seu similar natural ou congelado (p. ex., milho enlatado por milho cozido ou congelado).
- Priorizar o consumo de alimentos caseiros às refeições preparadas fora do domicílio.
- Observar o rótulo dos alimentos e evitar os que têm a indicação "Alto em sódio".
- Ter cuidado com alimentos processados e ultraprocessados com alegação de baixo teor de sódio, uma vez que parte do cloreto de sódio é substituída por cloreto de potássio (também conhecido como sal *light*).

O Quadro 4 descreve como estimar a ingestão de sódio por meio da urina de 24 horas de pacientes na fase não dialítica da DRC. Caso o paciente esteja utilizando bicarbonato de sódio, descontar o sódio dele proveniente excretado na urina, conforme apresentado na Tabela 2.

QUADRO 4 Cálculo da estimativa da ingestão de sal e sódio por meio da urina de 24 horas

Estimativa da ingestão de sódio: Sódio (mg/dia) = sódio na urina de 24 horas em mEq × 23 (massa atômica do sódio) Para estimar o que representa em cloreto de sódio (NaCl): NaCl (g/dia) = sódio na urina de 24 horas (mg/dia) ÷ 400

TABELA 2 Quantidade de sódio (Na) presente nas prescrições de bicarbonato de sódio ($NaHCO_3$)*

Medida caseira		$NaHCO_3$ (g)	Na (mg)
Colher de café	Cheia	2,24	600
	Rasa	1,65	460
Colher de chá	Cheia	3,24	900
	Rasa	1,80	480
1 comprimido		0,5	140

* Quantidades estimadas.

INGESTÃO HÍDRICA

As recomendações em relação à ingestão hídrica variam de acordo com o estágio da DRC e a condição clínica do indivíduo (Quadro 5).

QUADRO 5 Particularidades sobre recomendações de ingestão hídrica nas diferentes modalidades de tratamento da doença renal crônica

Fase não dialítica	▪ Desde que não contraindicada, uma boa hidratação deve ser recomendada e o automonitoramento do estado de hidratação pode ser incentivado: evitar sensação de sede, observar a cor da urina (quanto mais clara, melhor) e a frequência urinária (> 5 vezes ao dia). Obs.: na DRC avançada, a cor da urina não é bom parâmetro de monitoramento pela diminuição da capacidade de concentração urinária. Idosos têm menor sensibilidade à sede. Evitar restrição hídrica nessa fase, a menos que prescrita pelo médico e em situações específicas, como insuficiência cardíaca e hepática, síndrome nefrótica.
Hemodiálise	▪ A restrição da ingestão hídrica é necessária para a maior parte dos pacientes para diminuir o risco de complicações por sobrecarga hídrica, como aumento da pressão arterial, edema agudo de pulmão pela diminuição ou ausência de diurese residual. ▪ O ganho de peso interdialítico (GPID) pode ser utilizado como norteador do consumo hídrico e sua meta deve ser individualizada (o GPID máximo recomendado é entre 4 e 4,5% do peso seco). Quando o GPID for maior que o limite estabelecido, a ingestão hídrica deve ser diminuída.
Diálise peritoneal	▪ Restrição hídrica é indicada nos casos em que há presença de sobrecarga hídrica. ▪ É importante realizar o automonitoramento de sinais de sobrecarga hídrica, como aumento agudo do peso corporal, inchaço, hipertensão e dificuldade respiratória.

POTÁSSIO

Concentrações elevadas de potássio sérico são comumente encontradas na DRC, especialmente nas fases mais avançadas e são um fator de risco para mortalidade. O manejo da hiperpotassemia é geralmente multidisciplinar, pois o equilíbrio do potássio sérico é influenciado por diversos fatores clínicos além do hábito alimentar (Quadro 6).

QUADRO 6 Fatores de risco clínicos para hiperpotassemia

- Redução da função renal.
- Acidose metabólica.
- Diabetes descompensado:
  - Deficiência de insulina.
  - Hiperglicemia.
- Constipação intestinal.
- Pseudo-hiperpotassemia (p. ex., hemólise, rabdomiólise, lise tumoral).
- Diálise (p. ex., perda ou interrupções de sessão, Kt/V inadequado, concentração de potássio na solução de diálise).
- Medicamentos:
  - Diminuição da liberação de renina. Ex.: AINE, betabloqueadores, ciclosporina, tacrolimo.
  - Inibidores da enzima conversora de angiotensina. Ex.: enalapril, captopril.
  - Bloqueadores dos receptores AT1 da angiotensina. Ex.: losartana, candesartana.
  - Alteração do metabolismo da aldosterona. Ex.: heparina.
  - Bloqueadores do receptor de aldosterona. Ex.: espironolactona, finerinona.
  - Bloqueadores do canal de sódio. Ex.: amilorida.

AINE: anti-inflamatórios não esteroides.[10]

A diretriz de nutrição[2] sugere que os ajustes dietéticos de potássio sejam feitos de forma a manter os níveis séricos desses elementos dentro dos parâmetros normais. Na prática clínica, compreende valores > 5,0 mEq/L na fase não dialítica e > 5,5 mEq/L na dialítica. Portanto, a prescrição dependerá do julgamento clínico do nutricionista a partir da avaliação minuciosa da ingestão alimentar e da evolução dos exames bioquímicos e fatores clínicos associados à hiperpotassemia.

O potássio está amplamente distribuído nos alimentos e sua taxa de absorção intestinal é variável dependendo da fonte, sendo maior quando está na forma de aditivos alimentares. Portanto, a orientação dietética não deve apenas se concentrar no consumo de frutas, vegetais e alimentos integrais, mas também incluir o porcionamento adequado de fontes de proteínas e levar em consideração a qualidade da alimentação em geral.

Além disso, a restrição de frutas, vegetais e alimentos integrais pode aumentar o risco de hiperpotassemia, ao contribuir com a acidose metabólica, constipação e descompensação glicêmica.

O Quadro 7 resume as estratégias dietéticas para manejo do potássio.

Classificar os alimentos em relação ao teor de potássio é uma ferramenta interessante no controle da carga ingerida desse nutriente, porém é importante ressaltar que consiste em uma classificação empírica (não baseada em evidência científica), havendo discrepância na literatura em relação à classificação dos alimentos como de baixo, médio e alto teor de potássio. Além disso, há inclusive discrepâncias no conceito e no tamanho das porções dos alimentos. As Tabelas 3 (frutas) e 4 (vegetais) trazem sugestões para essa classificação.

QUADRO 7 Estratégias dietéticas empregadas para manejo do potássio

Após avaliação minuciosa da ingestão, identificar a(s) estratégia(s) mais pertinente(s) ao caso:

- Reduzir o consumo de aditivos à base de potássio nos alimentos processados e ultraprocessados (p. ex., sorbato de potássio, cloreto de potássio, acessulfame de potássio).
- Adequar a ingestão de proteínas à fase da doença.
- Reduzir o consumo de fontes extras de potássio (p. ex., excesso de café, excesso de chocolate).
- Adequar a quantidade de frutas, hortaliças e oleaginosas.
- Empregar o método de cocção em água (**apenas uma vez**), **caso necessário**, para remover parte do potássio em hortaliças e tubérculos que normalmente são ingeridos cozidos. Descascar, cozinhar em água, desprezar a água e terminar o preparo. O mesmo vale para o feijão.
- Não proibir alimentos (ajuste a quantidade) e não orientar o consumo apenas de frutas e hortaliças cozidas.

Obs.: em muitos casos não haverá necessidade de utilizar todas essas estratégias. A escolha baseia-se principalmente na ingestão habitual do paciente. Os ajustes devem ser feitos para pacientes que costumam apresentar hiperpotasssemia ou que têm maior risco, conforme descrito no Quadro 6.

O acompanhamento é fundamental para fazer as adequações necessárias e avaliar a resposta clínica.

Considerações:

- Frutas processadas (p. ex., suco natural, batida de frutas) e de cárneos parecem ter maior bioacessibilidade de potássio do que frutas *in natura* não processadas. Portanto, as últimas devem ser priorizadas.
- Por estimular a liberação de insulina, a presença de glicose nas refeições contribui para o deslocamento do potássio do meio extra para o intracelular, auxiliando no controle da potassemia.
- Aditivos à base de potássio parecem ter maior bioacessibilidade que o potássio naturalmente presente nos alimentos.

TABELA 3 Lista de frutas de acordo com a quantidade de potássio nas porções indicadas

Fruta	Porção	Quantidade de potássio na porção (mg)
Mirtilo	½ xícara de chá	62
Amora	6 colheres de sopa	62
Framboesa	6 colheres de sopa	75
Fruta-do-conde	1 unidade média	68
Pêssego	1 unidade média	112
Maçã	1 unidade média	120
Figo	1 unidade média	121
Ameixa	1 unidade média	134
Caju	1 unidade média	135
Pitaya	1 xícara de chá ou 1 unidade média	141
Pera	1 unidade média	151
Lima-da-pérsia	1 unidade média	153
Jabuticaba	2 copos americanos	164
Mamão papaia	½ unidade média	168
Abacaxi	1 fatia média	173
Acerola	15 unidades	173
Lichia	10 unidades	181
Melancia	1 pires de chá picado	182
Manga	1 pires de chá raso picado	192
Laranja-lima	1 unidade média	195
Caqui	1 unidade média	197
Morango	6 unidades médias	199
Uva	1 copo americano	209
Jaca	6 bagos	211
Mexerica	1 unidade média	228
Banana-maçã	1 unidade média	235
Cereja	1 copo americano	251

(continua)

TABELA 3 Lista de frutas de acordo com a quantidade de potássio nas porções indicadas *(continuação)*

Fruta	Porção	Quantidade de potássio na porção (mg)
Maracujá	1 unidade média	270
Banana-prata	1 unidade média	286
Abacate	½ unidade média	288
Kiwi	1 unidade média	291
Coco fresco	1 xícara de chá picado	317
Água de coco	1 copo (200 mL)	320
Banana-da-terra	1 unidade média	328
Açaí	1 pote de 300 g	330
Laranja-pera/laranja-baía	1 unidade média	334
Melão	1 pires de chá picado	346
Banana-nanica	1 unidade média	361
Goiaba	1 unidade média	386
Mamão formosa	1 pires de chá picado	533
Atemoia	1 unidade média	621

Fonte: Tabela Brasileira de Composição de Alimentos (TACO)[7] e Tabela de Composição de Alimentos (TBCA).[8]

TABELA 4 Lista de hortaliças cruas de acordo com a quantidade de potássio nas porções indicadas

Alimento	Porção	Quantidade de potássio na porção (mg)
Agrião	1 pires de chá	22
Rúcula	1 pires de chá	23
Pepino	10 rodelas finas	46
Repolho	1 pires de chá	51
Pimentão	5 "rodelas" médias	61
Rabanete	1 unidade média	66
Cenoura	1 pires de chá	79

(continua)

TABELA 4 Lista de hortaliças cruas de acordo com a quantidade de potássio nas porções indicadas *(continuação)*

Alimento	Porção	Quantidade de potássio na porção (mg)
Tomate-cereja	5 unidades	100
Alface	5 folhas médias	125
Almeirão	5 folhas médias	146
Tomate	5 rodelas médias	169
Acelga	1 pires de chá	167
Escarola	5 folhas médias	188

Fonte: Tabela Brasileira de Composição de Alimentos (TACO)[7] e Tabela de Composição de Alimentos (TBCA).[8]

FÓSFORO

O controle e manejo da carga dietética de fósforo é de grande importância em todas as fases da DRC, pois a retenção de fósforo faz parte da fisiopatologia do distúrbio mineral e ósseo (DMO-DRC). O Capítulo 8 trata desse tema detalhadamente.

OUTROS MICRONUTRIENTES

Na DRC, a suplementação de vitaminas e minerais não é consolidada, portanto a maioria das recomendações é baseada na opinião dos especialistas. A diretriz[2] sugere que os pacientes sejam encorajados a atingir, por meio da alimentação, as doses diárias recomendadas (RDA) de vitaminas e minerais. Médicos e nutricionistas devem avaliar periodicamente a ingestão desses nutrientes, por meio de exames laboratoriais, sinais e sintomas clínicos e inquéritos alimentares e, caso haja indicativo de ingestão inadequada ou deficiência, considerar juntos a necessidade de suplementação.

Em pacientes em terapia dialítica que apresentam ingestão inadequada por muito tempo, é razoável considerar a suplementação de multivitamínicos, incluindo vitaminas hidrossolúveis e elementos-traço, para prevenir ou tratar deficiências nutricionais.[2]

É importante ressaltar que, de acordo com a Resolução CFN n. 731/2022,[11] o nutricionista deve "respeitar os limites de UL (ingestão máxima tolerável) e, em casos não contemplados, considerar critérios de eficácia e segurança com alto grau de evidências científicas". A Tabela 5 descreve algumas especificidades sobre a suplementação de vitaminas na DRC.

TABELA 5 Considerações sobre a suplementação de vitaminas na doença renal crônica

Vitamina	RDA*	Considerações na DRC
Vitaminas lipossolúveis		
Vitamina A	700 e 900 µg	Há redução do catabolismo renal da proteína transportadora de retinol (RBP-4) e aumento da produção hepática. Por possuir alto peso molecular, é pouco dialisável. Assim, a deficiência é rara e há risco de toxicidade. O KDOQI não recomenda a suplementação, porém, se necessária, monitorar pelo risco de toxicidade.
Vitamina D (colecalciferol ou ergocalciferol)	600 UI	Reposição caso necessária é individualizada. Em geral se utiliza a concentração sérica de 25(OH) vitamina D e a critério médico pode ser suplementada com doses maiores.
Vitamina E	15 mg	Os benefícios da suplementação são conflitantes. Há risco de toxicidade quando em altas doses, particularmente na fase dialítica. A diretriz não recomenda a suplementação, porém, se necessária, monitorar pelo risco de toxicidade.
Vitamina K	90 e 120 µg	Não há evidências que suportem a suplementação de vitamina K com o intuito de reduzir o risco de calcificação arterial ou outros eventos vasculares adversos na DRC. A diretriz sugere não suplementar em pacientes que utilizam anticoagulantes.

(continua)

TABELA 5 Considerações sobre a suplementação de vitaminas na doença renal crônica *(continuação)*

Vitaminas hidrossolúveis		
Tiamina (B1)	1,1 e 1,3 mg	O efeito da DRC sobre o metabolismo da B1 não é claro. Por mecanismos inibitórios, algumas toxinas urêmicas podem contribuir para a deficiência funcional (com níveis séricos/plasmáticos adequados). Como circula ligada à albumina é pouco dialisável pelas técnicas tradicionais. Manifestações clínicas de deficiência são raras, mas podem ser consideradas em casos de sintomas neurológicos não usuais ou inexplicáveis.
Riboflavina (B2)	1,1 e 1,3 mg	Apesar da baixa ingestão, o *status* da B2 na DRC é conflitante e nenhuma repercussão clínica fora descrita.
Niacina (B3)	14 e 16 mg	A deficiência é rara, apesar da baixa ingestão. Suplementação em doses altas relaciona-se com a redução na contagem de plaquetas.
Ácido pantotênico (B5)	5 mg	O *status* da B5 na DRC é conflitante e nenhuma repercussão clínica fora descrita. Um estudo mostrou correlação positiva entre B5 e calcificação coronariana na fase não dialítica.
Piridoxina (B6)	1,3 e 1,7 mg	Nenhuma repercussão clínica fora descrita.
Biotina (B8)	30 mg	Poucos dados na literatura, mas geralmente se encontra em níveis normais. A suplementação pode elevar os níveis séricos e influenciar na dosagem de outros compostos como T4 e PTH.
Folato (B9)	400 µg	Parece haver um comprometimento na absorção de folato na DRC, proporcional ao acúmulo de toxinas. Porém, a deficiência não é consensual. A suplementação junto a B6 e B12 não altera desfechos clínicos. Inclusive, a diretriz não recomenda a suplementação com o objetivo de reduzir risco cardiovascular mediado pela homocisteína.

(continua)

TABELA 5 Considerações sobre a suplementação de vitaminas na doença renal crônica *(continuação)*

Cobalamina (B12)	2,4 µg	A deficiência é incomum, apesar da baixa ingestão na DRC, além de haver pouca perda através da diálise. A suplementação junto a B6 e B12 não altera desfechos clínicos.
Vitamina C	75 e 90 mg	Níveis plasmáticos baixos são comumente encontrados nas fases mais avançadas da DRC; dentre os fatores de risco encontram-se restrição de potássio e perdas durante a diálise. De acordo com a diretriz, é razoável considerar a suplementação naqueles em risco de deficiência, a fim de atingir a RDA. Doses elevadas associam-se com aumento do oxalato no plasma e tecidos moles.

* Valores apresentados para adultos de 19 a 70 anos; mulheres e homens, respectivamente.
DRC: doença renal crônica; PTH: paratormônio; RDA: dose diária recomendada; T4: tiroxina.
Fonte: adaptada de Chazot et al., 2023.[12]

OUTRAS ESTRATÉGIAS NUTRICIONAIS NA DOENÇA RENAL CRÔNICA

Controle dietético da acidose metabólica

Sabe-se que a acidose metabólica tem impacto negativo sobre diversas complicações na DRC, como catabolismo proteico muscular, degradação da massa óssea e progressão da doença. Cada vez mais estudos reportam a importância da alimentação no manejo da acidose metabólica da DRC, que basicamente consiste no equilíbrio entre alimentos que promovem carga ácida (como cárneos e lácteos em geral) e alcalina (como frutas e vegetais). O cálculo do potencial de carga ácida dos alimentos (PRAL) da dieta é uma ferramenta que auxilia na compreensão desse equilíbrio. O Quadro 8 mostra a fórmula para o cálculo e exemplo do PRAL de alguns alimentos. Apesar de não existirem pontos de corte específicos, quando mais negativo o PRAL, menor é a carga ácida da dieta.

QUADRO 8 Fórmula para o cálculo do PRAL e exemplos de seu valor em alguns alimentos

PRAL (mEq/d) = (0,49 × **PTN** + 0,037 × **P**) - (0,021 × **K** - 0,026 × **Mg** - 0,013 × **Ca**)
Em que: PTN (proteína em g); P (fósforo e mg); K (potássio em mg); Mg (magnésio em mg); Ca (cálcio em mg).

Oleaginosas	Vegetais	Frutas
Avelãs: −2,8	Espinafre: −14,0	Figo seco: −18,1
Amêndoas: 4,3	Rúcula: −7,5	Banana: −5,5
Nozes: 6,8	Batata: −4,0	Manga: −3,3
Amendoim: 8,3	Tomate: −3,1	Laranja: −2,7
Pistache: 8,5	Brócolis: −1,2	Maçã: −2,2

Carnes	Laticínios/ovos	Cereais
Fígado bovino: 14,2	Leite: 0,7	Milho: 3,8
Sardinha: 13,5	Iogurte de frutas: 1,2	Pão: 4,1
Salmão: 9,4	Ovo: 8,2	Arroz: 4,6
Carne bovina: 9,0	Queijo fresco: 11,1	Flocos de milho: 6,0
Frango: 8,7	Queijo parmesão: 34,2	Macarrão: 6,5

PRAL: potencial de carga ácida.
Fonte: adaptado de Remer e Manz, 1995.[13]

PADRÕES ALIMENTARES

Padrões alimentares são definidos como quantidades, proporções, variedade ou combinação de diferentes alimentos, bebidas e nutrientes nas dietas, bem como a frequência com que são habitualmente consumidos. Padrões alimentares específicos, incluindo o mediterrâneo ou com maior consumo de frutas e vegetais, são exemplos de padrões alimentares saudáveis.

As recomendações da diretriz KDOQI em relação a padrões alimentares são:

- Dieta mediterrânea: em adultos com DRC 1-5 pré-diálise ou pós-transplante, com ou sem dislipidemia, sugere-se que a prescrição de um padrão dietético tipo mediterrâneo pode melhorar o perfil lipídico (2C).

- Frutas e hortaliças: em adultos com DRC 1-4, sugere-se que a prescrição de aumento da ingestão de frutas e hortaliças pode levar à redução do peso corporal, da pressão arterial e da produção de ácidos (2C).

No Brasil, o *Guia alimentar para a população brasileira*[14] pode servir como base para orientação de padrão alimentar saudável para pessoas com DRC, independentemente da fase da doença. Pesquisas recentes mostram que, quanto maior o consumo de alimentos ultraprocessados (os quais o guia recomenda evitar), maior o risco de desenvolvimento e progressão da DRC.[15] Além disso, esses alimentos podem estar associados às complicações metabólicas presentes em todas as fases da DRC por conterem, em sua maioria, elevadas quantidades de calorias, açúcar, gordura saturada, sódio, potássio e fósforo inorgânico.

REFERÊNCIAS

1. Kidney Disease: Improving Global Outcomes (KDIGO) CKD Work Group. KDIGO 2024 Clinical practice guideline for the evaluation and management of chronic kidney disease. Kidney Int. 2024;105(Suppl 4S):S117-S314.
2. Ikizler TA, Burrowes JD, Byham-Gray LD, Campbell KL, Carrero JJ, Chan W, et al; KDOQI Nutrition in CKD Guideline Work Group. KDOQI clinical practice guideline for nutrition in CKD: 2020 update. Am J Kidney Dis. 2020;76(3)(suppl 1):S1-S107.
3. Dietary reference intakes for energy, carbohydrate, fiber, fat, fatty acids, cholesterol, protein, and amino acids (2002/2005). Disponível em: https://nap.nationalacademies.org/read/10490/chapter/1#ii (acesso 7 jun 2024).
4. Cigarrán SG, Latorre JAC, Sanjurjo AA, Menéndez NG, Piñeiro EV. Fibre intake in chronic kidney disease: what fibre should we recommend? Nutrients. 2022;14(20):4419.
5. Fouque D, Aparicio M. Eleven reasons to control the protein intake of patients with chronic kidney disease. Nat Clin Pract Nephrol. 2007;3(7):383-92.
6. Veeneman JM, Kingma HA, Boer TS, Stellaard F, De Jong PE, Reijngoud DJ, Huisman RM. Protein intake during hemodialysis maintains a positive whole body protein balance in chronic hemodialysis patients. Am J Physiol Endocrinol Metab. 2003; 284(5):E954-65.
7. Tabela brasileira de composição de alimentos (TACO). NEPA-Unicamp. 4. ed. rev. e ampl. Campinas: NEPA-Unicamp; 2011. 161p.
8. Tabela Brasileira de Composição de Alimentos (TBCA). Universidade de São Paulo (USP). Food Research Center (FoRC). Versão 7.2. São Paulo, 2023.

9. KDIGO 2021 Clinical practice guideline for the management of blood pressure in chronic kidney disease. Kidney Int. 2021;99:S1-S87.
10. Palmer BF, Clegg DJ. Hyperkalemia treatment standard. Nephrol Dial Transplant. 2024;gfae056.
11. Resolução CFN n. 731, de 21 de agosto de 2022. Altera as Resoluções CFN n. 656, de 15 de junho de 2020, que dispõe sobre a prescrição dietética, pelo nutricionista, de suplementos alimentares, e n. 680, de 19 de janeiro de 2021, que regulamenta a prática da fitoterapia pelo nutricionista.
12. Chazot C, Steiber A, Kopple JD. Vitamin needs and treatment for chronic kidney disease patients. J Ren Nutr. 2023;33(6S):S21-S29.
13. Remer T, Manz F. Potential renal acid load of foods and its influence on urine pH. J Am Diet Assoc. 1995;95(7):791-7.
14. Brasil. Ministério da Saúde (MS). Guia alimentar para a população brasileira. Brasília: MS; 2014.
15. Avesani CM, Cuppari L, Nerbass FB, Lindholm B, Stenvinkel P. Ultraprocessed foods and chronic kidney disease-double trouble. Clin Kidney J. 2023;16(11):1723-36.

5

Diabetes e doença renal crônica

Renata Rodrigues Teixeira
Fabiana Baggio Nerbass

INFORMAÇÕES GERAIS

À medida que a prevalência de *diabetes mellitus* (DM) aumenta, a prevalência de doença renal crônica (DRC) atribuída ao DM, chamada doença renal do diabetes, cresce proporcionalmente, atingindo aproximadamente 30% dos pacientes com diabetes do tipo 1, e 40% dos pacientes com diabetes tipo 2.[1] Isso explica por que o DM é uma das principais causas de DRC atualmente no Brasil e no mundo.[2,3] No entanto, vale ressaltar que pacientes podem apresentar diabetes, mas ter outra doença de base como causa da DRC.

Todos os pacientes com DM e DRC, incluindo aqueles que receberam um transplante renal, devem ser tratados de forma multiprofissional para melhorar os desfechos renais e cardiovasculares. O tratamento inclui terapia medicamentosa e mudanças no estilo de vida, como melhora dos hábitos alimentares, exercício físico e cessação do tabagismo, além da implementação de programas educacionais que visem à autoeficácia do paciente ao tratamento proposto.

Em relação à terapia nutricional, as recomendações dependem do estágio da DRC e do estado nutricional do paciente. De maneira geral, na fase não dialítica, a terapia nutricional visa modificar fatores de risco associados à progressão da DRC, como hiperglicemia, hipertensão, albuminúria, dislipidemia e obesidade, em especial a obesidade visceral. Sobretudo nas terapias dialíticas, auxilia na prevenção e/ou tratamento da desnutrição energético-proteica, além de contribuir para reduzir o risco de hipoglicemia, condição que também confere risco como a hiperglicemia nessa população.

DEFINIÇÃO E CRITÉRIOS PARA DIAGNÓSTICO DE DIABETES

A Sociedade Brasileira de Diabetes (SBD) recomenda a classificação baseada na etiopatogenia do diabetes, que compreende o diabetes tipo 1 (DM1), o diabetes tipo 2 (DM2) e os outros tipos de diabetes, além do pré-diabetes (pré-DM)[4] (Quadro 1).

QUADRO 1 Definição de pré-diabetes, diabetes tipo 1 e diabetes tipo 2

Pré-DM	Termo utilizado quando os níveis de glicose no sangue estão mais altos do que o normal, mas não o suficiente para o diagnóstico de diabetes.
DM1	Causado pela destruição das células beta do pâncreas, geralmente autoimune, o que leva a uma deficiência grave da secreção de insulina. Pode ser diagnosticado em qualquer idade, mas é mais comum em crianças e adolescentes.
DM2	É o tipo mais comum. Está frequentemente associado à obesidade e ao envelhecimento. Tem início insidioso e é caracterizado por resistência à insulina seguida geralmente por deficiência parcial da secreção de insulina pelas células beta do pâncreas, além de alterações na secreção de incretinas. Apresenta frequentemente características clínicas associadas à resistência à insulina, como *acantose nigricans* e hipertrigliceridemia.

DM1: diabetes tipo 1; DM2: diabetes tipo 2.
Fonte: adaptado de Rodacki et al., 2023.[4]

Os critérios laboratoriais para diagnóstico de pré-DM e DM2 estão descritos na Tabela 1.

TABELA 1 Critérios laboratoriais para diagnóstico de pré-diabetes e diabetes tipo 2

Critérios	Normal	Pré-DM	DM2
Glicemia de jejum (mg/dL)*	< 100	100 a < 126	≥ 126
Glicemia ao acaso (mg/dL)	-	-	≥ 200
Glicemia duas horas após TOTG (mg/dL)**	< 140	140 a < 200	≥ 200
HbA1c (%)	< 5,7	5,7 a < 6,5	≥ 6,5

DM2: diabetes tipo 2; TOTG: teste de tolerância oral à glicose; HbA1c: hemoglobina glicada.
* Considera-se como jejum a cessação de ingestão calórica ≥ 8 horas.
** Carga oral equivalente a 75 g de glicose anidra diluída em água.
Fonte: adaptada de Cobas et al., 2023.[5]

DOENÇA RENAL DO DIABETES

O Quadro 2 descreve as várias etapas para rastreio e diagnóstico da DRC do diabetes.

QUADRO 2 Rastreio e diagnóstico de doença renal do diabetes

Quando rastrear?	▪ DM1: anualmente a partir do 5º ano de diagnóstico. ▪ DM2: anualmente a partir do diagnóstico.
Como rastrear?	▪ Determinação da razão albumina/creatinina em amostra isolada de urina (preferencialmente coletada pela manhã). ▪ Dosagem de creatinina e/ou cistatina sérica e cálculo da TFGe.
O que fazer com um resultado positivo?	Repetir e confirmar: ▪ Avaliar possíveis causas temporárias ou espúrias. ▪ Considerar o uso de cistatina C, além da creatinina, para cálculo mais preciso da TFGe. ▪ Somente anormalidades persistentes definem DRC.
O que define o diagnóstico?	▪ Razão albumina/creatinina urinária persistentemente ≥ 30 mg/g e/ou ▪ TFGe persistentemente < 60 mL/min/1,73m² e/ou ▪ Outra evidência de lesão renal, especialmente através de biópsia.

DM1: diabetes tipo 1; DM2: diabetes tipo 2; DRC: doença renal crônica; TFGe: taxa de filtração glomerular estimada.
Fonte: adaptado de Boer et al., 2022.[6]

O curso ou a trajetória da doença renal do diabetes dependerá da otimização ou não do tratamento. Na Tabela 2 estão descritas as alterações clínicas e a progressão da DRC de acordo com essas duas situações.

TABELA 2 Trajetórias das alterações renais na doença renal do diabetes

Trajetórias	População	Achados clínicos		
		Descrição das alterações		Progressão da TFG
Trajetória não otimizada	Mais prevalente em pacientes sem tratamento adequado e hiperglicemia persistente	Fase 1	Aumento da TFG, indicando hiperfiltração glomerular como resposta de adaptação à perda de néfrons	Na maioria das vezes com declínio progressivo da TFG*, variando entre: ▪ < 1,5 a < 4,0 mL/min/$1,73^2$/ano ▪ Ou > 5 mL/min/$1,73^2$/ano, chamados "rápidos progressores"
		Fase 2	Desenvolvimento de lesão estrutural renal e albuminúria com aumento persistente (normoalbuminúria → microalbuminúria → macroalbuminúria)	
Trajetória otimizada	Mais prevalente em pacientes que recebem tratamento multiprofissional e uso de medicações adequadas	Fase 1	Desenvolvimento de hiperfiltração, lesão estrutural e albuminúria	O declínio da TFG pode ser mais lento comparado a pacientes com albuminúria progressiva, mas ainda estar presente
		Fase 2	Regressão da albuminúria	

*O tempo e o nível de progressão podem variar de acordo com a presença de outros de fatores de risco, assim como o tipo de diabetes (se diabetes tipo 1 ou 2).
TFG: taxa de filtração glomerular.
Fonte: adaptada de Oshima et al., 2021.[7]

MONITORAMENTO E ALVO GLICÊMICO DE PACIENTES COM DIABETES E DOENÇA RENAL CRÔNICA

A hemoglobina glicada (HbA1c) é o método recomendado para monitorar o controle glicêmico em pacientes com DM e DRC e seu alvo deve ser individualizado.[8] A exatidão e a precisão da medição da HbA1c diminuem com a DRC avançada, particularmente entre pacientes em terapia dialítica, nos quais as medidas de HbA1c têm baixa confiabilidade. Nesses casos, a glicemia capilar ou o monitoramento contínuo de glicose através de sensores podem ser mais fidedignos no manejo glicêmico (Figura 1). A Tabela 3 descreve os alvos glicêmicos de acordo com os estágios da DRC.

TABELA 3 Monitoramento e alvo glicêmico de acordo com estágios da doença renal crônica

População	Hemoglobina glicada			GC ou MCG
	Frequência	Confiabilidade	Alvo	
Estágios 1 a 3b	▪ Duas vezes ao ano ▪ Até 4 vezes por ano, se a meta glicêmica não for atingida ou após uma alteração na terapia hipoglicemiante	Alta	Individualizado, variando de < 6,5% a < 8,0%	Ocasionalmente útil
Estágios 4 a 5 (incluindo terapias dialíticas e transplante)		Baixa	-	Provavelmente útil

GC: glicemia capilar; MCG: monitoramento contínuo de glicose.
Fonte: adaptada de KDIGO, 2022.[8]

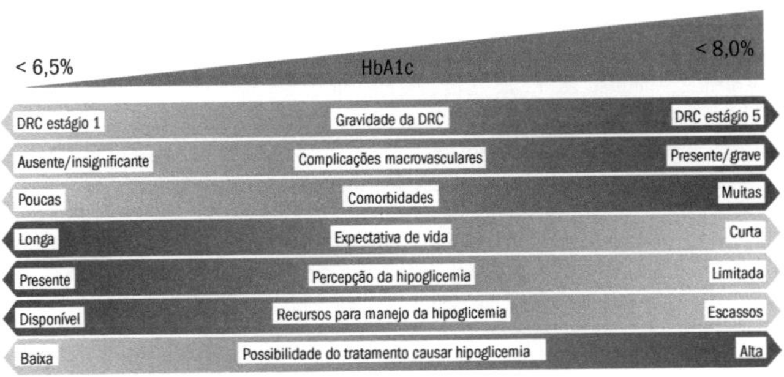

FIGURA 1 Fatores que guiam decisões do alvo de hemoglobina glicada.
HbA1c: Hemoglobina glicada; DRC: Doença renal crônica.
Fonte: adaptada de KDIGO, 2022.[8]

TERAPIA NUTRICIONAL PARA PACIENTES COM DIABETES E DOENÇA RENAL CRÔNICA

Apesar da elevada prevalência de pacientes com DM e DRC, muitas recomendações nutricionais não são específicas para essa população. Recomendações para pacientes com DRC sem DM podem ser utilizadas. A Tabela 4 descreve as recomendações nutricionais específicas para pacientes com DRC e DM.

TABELA 4 Recomendações nutricionais para pacientes com doença renal crônica e diabetes de acordo com as várias diretrizes[8-10]

Nutriente	Recomendações
Proteína	Tratamento conservador (fase não dialítica): ▪ Estágios 3 a 5 não dialítico (sob supervisão): 0,6-0,8 g/kg/dia para manter estado nutricional estável e otimizar controle glicêmico.[9] ▪ Todos os estágios não dialíticos: 0,8 g/kg/dia.[8]
	Terapias dialíticas: ▪ 1,0-1,2 g/kg/dia para manter o estado nutricional estável. Pacientes com risco de hipo e/ou hiperglicemia: níveis maiores de proteína podem ser considerados para auxiliar no controle glicêmico.[9] ▪ 1,0-1,2 g/kg/dia.[8]
Sódio	Fase não dialítica e tratamento conservador e terapias dialíticas: < 2 g de sódio ou < 5 g de cloreto de sódio por dia.[8]
Padrão alimentar	Fase não dialítica e terapias dialíticas: dieta individualizada, rica em hortaliças, frutas, grãos integrais, fibras, proteínas vegetais, gorduras insaturadas e restrita em carnes processadas, carboidratos refinados e bebidas açucaradas.[8]
Manejo glicêmico[10]	▪ IG e CG: podem ser considerados quando os alimentos forem consumidos de forma isolada. ▪ Fibras: 14 g/1.000 kcal, com um mínimo de 25 g/dia, para melhorar o controle glicêmico e atenuar a glicemia pós-prandial (priorizar alimentos naturalmente ricos em fibras, em vez de suplementos de fibras). ▪ Edulcorantes não nutritivos: podem auxiliar na redução da ingestão de sacarose, porém deve-se tomar cuidado com a compensação com outras fontes alimentares.

CG: carga glicêmica; IG: índice glicêmico.
Fonte: adaptada de [a]KDOQI, 2020;[9] [b]KDIGO, 2022;[8] [c]SBD, 2023.[10]

Observação: as recomendações de energia e demais nutrientes, assim como as recomendações nutricionais em casos de obesidade, propostas para pacientes com DRC sem DM (Figura 2 e Quadro 3), podem ser aplicadas aos pacientes com DRC e DM (ver capítulos 4 e 7).

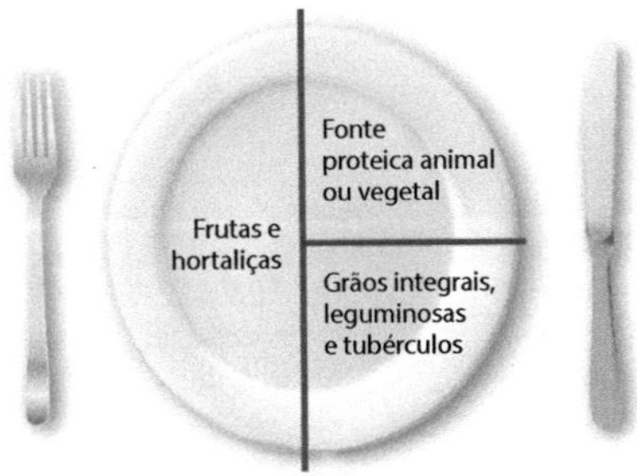

FIGURA 2 Proposta de composição do prato para pacientes com diabetes e doença renal crônica.
Fonte: adaptada de KDIGO, 2022.[8]

QUADRO 3 Orientações gerais na terapia nutricional do paciente com diabetes e doença renal crônica

- A tomada de decisão compartilhada deve ser a base da gestão nutricional em pacientes com diabetes e doença renal crônica.
- Os profissionais de saúde devem considerar diferenças culturais, intolerâncias alimentares, variações na disponibilidade de alimentos, habilidades culinárias, comorbidades e custo quando abordarem questões dietéticas para os pacientes e suas famílias.
- Terapias nutricionais devem permitir soluções centradas no paciente. Modelos de cuidado centrado no paciente incluem resolução de problemas, permitindo que os pacientes selecionem estratégias que acham que serão bem-sucedidas, os apoiando enquanto eles lidam com os desafios, incentivando autoeficácia e autoconfiança, incorporando o estabelecimento de metas comportamentais.

Fonte: adaptado de KDIGO, 2022.[8]

TERAPIA MEDICAMENTOSA PARA PACIENTES COM DIABETES E DOENÇA RENAL CRÔNICA

Nas Tabelas 5 e 6 estão descritos os medicamentos mais empregados no tratamento de DRC e diabetes.

TABELA 5 Recomendações de alguns medicamentos empregados na doença renal crônica e diabetes

Classe	Agente	Recomendação	Potencial efeito adverso
IECA	Exemplos: Captopril Enalapril Lisinopril Ramipril	Pacientes com DM2, hipertensão e albuminúria, titulado até a dose aprovada que seja tolerada	Hiperpotassemia Elevação da creatinina (> 30%) Hipotensão sintomática
BRA	Exemplos: Losartana Candesartana Ibesartana Valsartana		
MRA	Finerenona	Pacientes com DM2 e TFGe $\geq$ 25 mL/min/ 1,73 m^2, normopotassemia e albuminúria $\geq$ 30 mg/g	Hiperpotassemia Redução reversível da TFGe especialmente em pacientes com DRC avançada

IECA: inibidor da enzima conversora da angiotensina; BRA: bloqueador do receptor da angiotensina II; MRA: antagonista do receptor mineralocorticoide não esteroidal; TFGe: taxa de filtração glomerular estimada.

A prescrição de medicamentos é atribuição exclusiva do médico.

Fonte: adaptada de KDIGO, 2022.[8]

TABELA 6 Medicamentos empregados para o tratamento do diabetes e os cuidados no uso na doença renal crônica

Classe	Agente	Ação	Eficácia (pontos percentuais) (HbA1C)	Potenciais efeitos adversos/benefícios CV	Cuidados na DRC (TFG < 60 mL/min/1,73 m²)
Sulfonilureias	Glimepirida Glipizida Gliburida	Aumentam a secreção de insulina	1-2	Aumento de peso, pode ocorrer hipoglicemia, aumenta o risco de óbito cardiovascular	▪ Ajustar a dose inicial para glimepirida e glipizida ▪ Evitar gliburida ▪ Tomar nateglinida e repaglinida com as refeições quando TFGe < 30
Meglitinidas	Nateglinida Repaglinida				
Biguanidinas	Metformina	Diminui a produção de glicose hepática	1-2	Efeitos GI adversos, deficiência de vitamina B12	▪ Não iniciar se TFGe 30-45 ▪ Reduzir a dose se TFGe < 45 ▪ Descontinuar se TFG < 30 e em diálise
Tiazolidinedionas	Pioglitazona Rosiglitazona	Aumentam a sensibilidade à insulina	1-2	Aumento de peso, edema, insuficiência cardíaca, fraturas ósseas, câncer de bexiga (pioglitazona)	Não há necessidade de ajuste pois são metabolizadas no fígado, porém não são recomendadas por causarem retenção hídrica
Inibidores da alfaglicosidase	Acarbose Miglitol	Inibem a digestão/ absorção de glicose	0,5	Efeitos GI adversos	Evitar quando TFGe < 30

(continua)

TABELA 6 Medicamentos empregados para o tratamento do diabetes e os cuidados no uso na doença renal crônica *(continuação)*

Classe	Agente	Ação	Eficácia (pontos percentuais) (HbA1C)	Potenciais efeitos adversos/benefícios CV	Cuidados na DRC (TFG < 60 mL/min/1,73m²)
Agonista do receptor GLP-1	Albiglutida Exenatida Dulaglutida Liraglutida Lixisenatida Semaglutida	▪ Aumenta a secreção de insulina glicose-dependente ▪ Retarda o esvaziamento gástrico ▪ Aumenta a saciedade	1-2	▪ Redução do peso, efeitos GI adversos, aumenta o risco de complicações da retinopatia DM (semaglutida) ▪ Benefícios CV ▪ (liraglutida e semaglutida)	▪ Cuidados ou evitar o uso quando TFGe < 30 e principalmente < 15 para a maior parte delas ▪ Não é necessário ajuste de dose para semaglutida. Os dados são limitados para os estágios avançados da DRC
Inibidores da DPP-4	Alogliptina Linagliptina Saxagliptina Sitagliptina	Prolonga a vida dos hormônios incretínicos liberados endogenamente	1	Risco potencial de pancreatite aguda	Em todos, exceto a linagliptina, há necessidade de ajuste de dose, principalmente se TFGe < 30
Inibidores SGLT2	Canaglifozina Dapaglifozina Empaglifozina	Inibe a reabsorção de glicose no néfron proximal resultando em glicosúria	0,4-0,7	▪ Redução de peso, infecções do trato urinário, hipotensão ▪ Aumento do LDL-C ▪ Aumento de fraturas (canaglifozina) ▪ Benefícios CV (canaglifozina e empaglifozina)	Deve ser evitado quando a TFGe < 60 (dapaglifozina), < 45 (canaglifozina) e < 30 (empaglifozina) Não iniciar nenhum deles com TFGe < 20. Descontinuar em diálise

(continua)

TABELA 6 Medicamentos empregados para o tratamento do diabetes e os cuidados no uso na doença renal crônica *(continuação)*

Classe	Agente	Ação	Eficácia (pontos percentuais) (HbA1C)	Potenciais efeitos adversos/benefícios CV	Cuidados na DRC (TFG < 60 mL/min/1,73m^2)
Insulinas	*Basal*: Degludeca Detemir Glargina NPH *Bolus*: Asparte Fiasp Glulisina Lispro Regular	Aumenta a captação de glicose pelas células	Ilimitada	Aumento de peso, hipoglicemia	Doses menores podem ser necessárias com a redução de função renal
Miméticos da amilina	Pramlintida	Diminui a secreção de glucagon, retarda o esvaziamento gástrico, aumenta a saciedade	0,4 (DM1) 0,6 (DM2)	Redução de peso, efeitos GI adversos, reduz a necessidade de insulina	Não são necessários ajustes

CV: cardiovascular; DM1: diabetes tipo 1; DM2: diabetes tipo 2; DPP-4: dipeptidil peptidase-4; GI: gastrintestinal; GLP1: peptídeo semelhante ao glucagon 1; SGLT2: cotransportador sódio-glicose 2; TFGe: taxa de filtração glomerular estimada.

A prescrição de medicamentos é atribuição exclusiva do médico.

Fonte: adaptada de Elger et al., 2020[11] e KDIGO, 2022.[8]

REFERÊNCIAS

1. Alicic RZ, Rooney TM, Tuttle, KR. Diabetic kidney disease: challenges, progress, and possibilities. Clin J Am Soc Nephrol. 2017;12(12):2032-45.
2. Levin A, Tonelli M, Bonventre J, Coresh J, Donner JA, Fogo AB, et al. Global kidney health 2017 and beyond: a roadmap for closing gaps in care, research, and policy. Lancet. 2017;390(10105):1888-917.
3. Nerbass FB, Lima HN, Thomé FS, Vieira Neto OM, Sesso R, Lugon JR. Brazilian Dialysis Survey 2021. J Bras Nephrol. 2023;45(2):192-8.
4. Rodacki M, Teles M, Gabbay M, Montenegro R, Bertoluci M, Lamounier R. Classificação do diabetes. Diretriz Oficial da Sociedade Brasileira de Diabetes (2023).
5. Cobas R, Rodacki M, Giacaglia L, Calliari LEP, Noronha R, Valerio CM, et al. Diagnóstico do diabetes e rastreamento do diabetes tipo 2. Diretriz Oficial da Sociedade Brasileira de Diabetes (2023).
6. Boer IH, Khunti K, Sadusky T, Tuttle KR, Neumiller JJ, Rhee CM, et al. Diabetes management in chronic kidney disease: a Consensus Report by the American Diabetes Association (ADA) and Kidney Disease: Improving Global Outcomes (KDIGO). Diabetes Care. 2022;45(12):3075-90.
7. Oshima M, Shimizu M, Yamanouchi M, Toyama T, Hara A, Furuichi K, Wada T. Trajectories of kidney function in diabetes: a clinicopathological update. Nat Rev Nephrol. 2021;17(11):740-50.
8. Kidney Disease: Improving Global Outcomes (KDIGO) Diabetes Work Group. KDIGO 2022 Clinical Practice Guideline for Diabetes Management in Chronic Kidney Disease. Kidney Int. 2022;102(5S):S1-S127.
9. Ikizler TA, Burrowes JD, Byham-Gray LD, Campbell KL, Carrero JJ, Chan W, et al. KDOQI Clinical Practice Guideline for Nutrition in CKD: 2020 Update. Am J Kidney Dis. 2020;76:S1-S107.
10. Ramos S, Campos LF, Baptista DR, Strufaldi M, Gomes D, Guimarães DB, et al. Terapia Nutricional no Pré-Diabetes e no Diabetes Mellitus Tipo 2. Diretriz Oficial da Sociedade Brasileira de Diabetes (2023).
11. Elger M, Parpia AS, Whitham D. Diabetes mellitus and chronic kidney disease (stages 1-5). In: Burrowes JD, Kovesdy CP, Byham-Gray LD, editors. Nutrition in kidney disease. 3. ed. Switzerland: Humana Press; 2020.

6

Desnutrição na doença renal crônica

Christiane Ishikawa Ramos

INFORMAÇÕES GERAIS

Apesar do crescente aumento no número de indivíduos com sobrepeso e obesidade na doença renal crônica (DRC), a desnutrição continua sendo um problema importante, particularmente nos pacientes que estão em terapia dialítica. Na DRC, a desnutrição tem causa multifatorial. Distúrbios endócrinos, metabólicos, nutricionais e fatores relacionados ao procedimento dialítico, entre outros, contribuem para inflamação, estresse oxidativo e catabolismo proteico muscular, com consequente deterioração do estado nutricional. Dessa forma, fica claro que o tratamento da desnutrição na DRC vai além do manejo dietético adequado.

ABORDAGEM GERAL NA DESNUTRIÇÃO NA DOENÇA RENAL CRÔNICA

A Figura 1 resume os passos para a abordagem nutricional na desnutrição. A triagem e a avaliação nutricional periódica são imprescindíveis para rastreio, diagnóstico e manejo da desnutrição. Tendo em vista os inúmeros fatores que podem comprometer o estado nutricional dos pacientes com DRC, medidas preventivas como estímulo a hábitos de vida saudáveis (p. ex., qualidade da alimentação, prática de exercício físico), manejo das comorbidades, das alterações metabólicas e adequação da terapia dialítica devem ser concomitantemente adotadas.

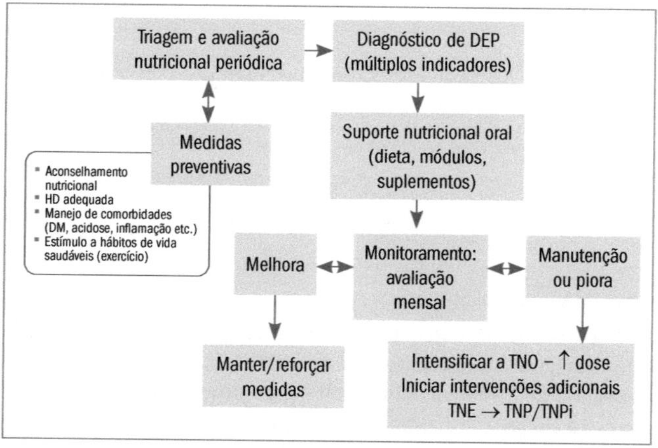

FIGURA 1 Fluxograma para abordagem nutricional na desnutrição.
DM: diabetes melito; DEP: desnutrição energético-proteica; HD: hemodiálise; TNE: terapia nutricional enteral; TNO: terapia nutricional oral; TNP: terapia nutricional parenteral; TNPi: terapia parenteral intradialítica.
Fonte: adaptada de Ikizler et al., 2013.[1]

O Capítulo 2 descreve os diferentes métodos de avaliação que podem compor o diagnóstico de desnutrição na DRC. É importante ressaltar que nenhum método isolado é capaz de promover um diagnóstico nutricional acurado, portanto a combinação de diferentes métodos faz-se necessária.

Uma vez diagnosticada, do ponto de vista dietético, o primeiro passo do tratamento consiste em adequar, por meio da alimentação, o aporte energético-proteico do paciente. Ressalta-se que as recomendações estabelecidas pelas diretrizes NKF-KDOQI (2020)[2] são para indivíduos metabolicamente estáveis; portanto, maior quantidade de energia e proteína podem ser necessárias. Na prática clínica, é comum profissionais de saúde supervalorizarem o aporte proteico, negligenciando o energético. Porém, estudos de balanço nitrogenado são consistentes em mostrar que, mesmo diante da mesma oferta proteica, o aumento progressivo da ingestão calórica associa-se diretamente com balanço nitrogenado mais positivo.[3,4] Porém, é importante destacar que as várias diretrizes geralmente não especificam recomendações para situações de desnutrição. Portanto, o julgamento clínico, a individualização da orientação e a avaliação da resposta à intervenção são os aspectos que guiarão as orientações. A Tabela 1 mostra algumas recomendações de energia e proteína na DRC e em situações de desnutrição.

TABELA 1 Recomendações de energia e proteína na DRC e em situações de desnutrição de acordo com as diretrizes

	Energia (kcal/kg/dia)	Proteína (g/kg/dia)
ISRNM, 2013 (desnutrição)[1]		
Estágios 3 a 4 (não dialítico)	Não especifica	> 0,8
Fase dialítica	> 35	> 1,2
NKF-KDOQI, 2020[2]*/Braspen, 2021[5]		
Estágios 3 a 5 (não dialítico)	30-35	0,8**
Fase dialítica	30-35	1,0-1,2
Espen, 2021[6]		
Em diálise hospitalizados	Não especifica	1,3-1,5
Renal Association United Kingdom, 2019[7]		
Estágios 4 a 5 (não dialítico)	30-40	0,8-1,0
Hemodiálise	30-40	1,1-1,4
Diálise peritoneal	30-40***	1,0-1,2

* Indivíduos metabolicamente estáveis. ** 0,8 para indivíduos com diabetes, desnutridos, idade avançada ou outra situação de risco. *** Considerar a glicose absorvida do da solução de diálise.
Braspen: Sociedade Brasileira de Nutrição Parenteral e Enteral; Espen: European Society for Clinical Nutrition and Metabolism; ISRNM: International Society of Renal Nutrition and Metabolism; NKF-KDOQI: National Kidney Foundation's Kidney Disease Outcomes Quality Initiative.

O Quadro 1 resume algumas considerações e estratégias dietéticas que podem ser empregadas para promover aumento da ingestão alimentar, de energia e proteínas.

QUADRO 1 Considerações e estratégias dietéticas para o aumento da ingestão alimentar, de energia e proteínas

Considerações: ▪ Repensar sobre restrições alimentares, desconstruir mitos e tabus sobre alimentação na DRC. ▪ Desmistificar que fontes alimentares de carboidratos e lipídios de boa qualidade nutricional são vilões da alimentação saudável. ▪ Considerar nas orientações hábito, preferências, crenças e condições econômicas do paciente e da família. ▪ Compreender as barreiras sociais e emocionais que impedem a alimentação adequada, por exemplo, dificuldades físicas/estruturais para comprar ou preparar o alimento, estados depressivos. ▪ Modificar a consistência de preparações/refeições. ▪ Reduzir o volume e aumentar o fracionamento das refeições.
Aumento do aporte energético: ▪ Inserir cereais, raízes, tubérculos e farináceos (p. ex., tapioca, farinha de mandioca ou de milho, aveia) às refeições (purês, pirão, espessante de caldos e bebidas). ▪ Priorizar frutas com maior densidade calórica, quando possível. ▪ Inserir mel, geleias de frutas e/ou doces de compota caseiros (que podem ser preparados de forma a reduzir o potássio, se necessário). ▪ Aumentar o consumo de óleos vegetais e/ou azeite de oliva nas preparações/refeições. ▪ Módulos de carboidratos, p. ex., maltodextrina.
Aumento do aporte proteico: ▪ Inserir ovos ou cárneos triturados a preparações como purês, arroz, caldos e sopas. ▪ Acrescentar leite em pó ao leite, iogurte, preparações lácteas. ▪ Valorizar a combinação "arroz com feijão" e outras fontes vegetais de proteínas. ▪ Eventualmente módulos de proteína, p. ex., *whey protein* ou albumina associadas à oferta adequada de energia.

Não sendo possível a adequação energético-proteica por meio da alimentação ou com o uso de módulos de carboidratos ou proteínas, a suplementação oral completa é indicada. Apesar das vantagens dos suplementos específicos para DRC, suplementos padrões também podem ser utilizados. No último caso, sugere-se considerar aqueles com maior aporte energético, melhor adequação proteica à fase da DRC, e menor teor de sódio, potássio e fósforo. A escolha do suplemento também dependerá de situação clínica, disponibilidade, acesso, custo e preferência do paciente. Independentemente do tipo, é imprescindível acompanhar a evolução clínica e nutricional, inclusive os exames laboratoriais. O Quadro 2 resume algumas estratégias que podem ser empregadas para aumentar a adesão à suplementação oral.

QUADRO 2 Estratégias para melhorar a adesão à suplementação oral

- Oferecer o suplemento nos intervalos das refeições, inclusive de forma fracionada (p. ex., 50 mL 4x/dia), a fim de não comprometer a ingestão alimentar da refeição seguinte.
- Oferecer durante a sessão de hemodiálise.
- Modificar o sabor, misturando com frutas, café, cacau, canela, entre outros.
- Modificar a textura, utilizando espessantes como goma-guar ou gelatina sem sabor.
- Adicionar em preparações (porém, lembre-se de garantir que a dose prescrita será ingerida ao longo do dia). Ressalta-se que os suplementos não devem ser submetidos à cocção.

Uma vez que as necessidades nutricionais não sejam atingidas por meio do manejo dietético oral, considerar a terapia nutricional enteral e, por fim, a parenteral. Apesar de ser uma estratégia descrita na DRC, o impacto da terapia nutricional parenteral intradialítica é limitado pelo curto período da diálise, por não estimular mudanças de comportamento e pelo risco de distúrbios hidroeletrolíticos e metabólicos, além do custo elevado.

OUTRAS ESTRATÉGIAS

Alimentação durante a diálise

Sabe-se que o procedimento dialítico induz o catabolismo proteico muscular; assim, o aporte nutricional adequado antes, durante e após a sessão de diálise auxilia na redução desse efeito deletério. Nesse sentido, alimentar o paciente durante a sessão de hemodiálise pode ser uma estratégia no tratamento da desnutrição. Porém, alguns riscos relacionados a essa conduta são descritos, com destaque à hipotensão. O Quadro 3 resume algumas estratégias para alimentar o paciente durante a sessão de hemodiálise com segurança.[8]

QUADRO 3 Estratégias para alimentar o paciente durante a sessão de hemodiálise com segurança

Considerar não alimentar o paciente que apresente:
▪ Instabilidade hemodinâmica, hipotensão intradialítica, congestão, risco de choque. ▪ Diarreia ou funcionamento intestinal precipitado pela alimentação. ▪ Sintomas do trato gastrintestinal como náusea, vômitos, má digestão, dor. ▪ Disfunção autonômica diagnosticada, que pode ser precipitada pela alimentação.
Estratégias para alimentar durante a diálise com segurança:
▪ Encorajar consumir os alimentos com o corpo em posição vertical. ▪ Refeições menores, com poucos carboidratos simples, na temperatura mais fria do que quente e contendo cafeína tendem a diminuir o risco de hipotensão. ▪ Evitar variar muito o volume e a composição da refeição durante a diálise. ▪ Oferecer os alimentos nas primeiras horas da sessão.
Outras orientações:
▪ Preferir alimentos que não estimulem a sede. ▪ Preferir alimentos que possam ser ingeridos com uma mão e que não façam muita sujeira. ▪ Evitar alimentos com odor forte, para não incomodar os outros pacientes. ▪ Consumir o quelante de fósforo na refeição durante a diálise, se prescrito.

Fonte: adaptado de Kistler et al., 2018.[8]

Melhora da percepção do sabor

Modificações na composição da saliva podem influenciar o paladar dos pacientes com DRC e contribuir com anorexia, náusea, vômitos e redução na ingestão alimentar. O Quadro 4 apresenta algumas dessas alterações e estratégias para atenuá-las.

QUADRO 4 Alterações na composição da saliva e estratégias para atenuá-las

Alteração na saliva	Sugestões
Redução do fluxo (xerostomia)	Reduzir a ingestão de sódio. Fazer bochechos com bicarbonato de sódio ($NaHCO_3$).* Preferir alimentos e frutas geladas, escovar os dentes, lavar a boca.
Aumento de ureia sérica (aumenta o sabor amargo)	Evitar sabores amargos como café e chocolate concentrado. Estimular o sabor doce (reduz a sensação do amargo): cozinhar com mel, consumir frutas, beterraba.
Aumento do bicarbonato sérico (reduz o sabor umami, contribuindo para a aversão às carnes)	Utilizar alimentos e bebidas mais ácidas: limão, vinagre, água com gás.
Aumento de potássio sérico (gosto metálico)	Evitar talheres metálicos. Fazer bochechos com bicarbonato de sódio ($NaHCO_3$).
Aumento de sódio sérico (aumenta o limiar ao sabor salgado; reduz a sensibilidade aos demais sabores)	Diminuir a ingestão de sódio. Utilizar ervas, especiarias, pimentas. Utilizar alimentos e bebidas mais ácidas. Estimular o sabor doce: cozinhar com mel, consumir frutas, beterraba.
Redução de zinco sérico (reduz a percepção do sabor salgado e dificulta sua diferenciação do sabor doce)	Estudos com suplementação de zinco e melhora no paladar de pessoas com DRC são escassos. Os estudos utilizaram zinco elementar, acetato ou sulfato de zinco, contendo zinco elementar nas doses de 25 a 45 mg/dia, de 6 a 24 semanas.
* Sugestão de diluição para o bochecho: 5 g ou 1 colher de chá de bicarbonato de sódio ($NaHCO_3$) em 500 mL de água filtrada.	

Fonte: adaptado de Brennan, 2020.[9]

REFERÊNCIAS

1. Lim VS, Kopple JD. Protein metabolism in patients with chronic renal failure: role of uremia and dialysis. Kidney Int. 2000;58(1):1-10.
2. Bergström J, Fürst P, Alvestrand A, Lindholm B. Protein and energy intake, nitrogen balance and nitrogen losses in patients treated with continuous ambulatory peritoneal dialysis. Kidney Int. 1993(44):1048-57.

3. Ikizler TA, Cano NJ, Franch H, Fouque D, Himmelfarb J, Kalantar-Zadeh K, et al. International Society of Renal Nutrition and Metabolism. Prevention and treatment of protein energy wasting in chronic kidney disease patients: a consensus statement by the International Society of Renal Nutrition and Metabolism. Kidney Int. 2013;84(6):1096-107.
4. Ikizler TA, Burrowes JD, Byham-Gray LD, Campbell KL, Carrero JJ, Chan W, et al. KDOQI Clinical Practice Guideline for Nutrition in CKD: 2020 update. Am J Kidney Dis. 2020;76(3):S1-S107.
5. Zambelli CMSF, Gonçalves RC, Alves JTM, Araújo GT, Gonçalves RCC, Gusmão MHL, et al. Diretriz BRASPEN de terapia nutricional no paciente com doença renal. Sociedade Brasileira de Nutrição Parenteral e enteral. Braspen J. 2021;36(2):Sup 2.
6. Fiaccadori E, Sabatino A, Barazzoni R, Carrero JJ, Cupisti A, De Waele E, et al. ESPEN guideline on clinical nutrition in hospitalized patients with acute or chronic kidney disease. Clin Nutr. 2021;40:1644-68.
7. Wright M, Southcott E, MacLaughlin H, Weinberg S. Clinical practice guideline undernutrition in chronic kidney disease. BMC Nephrol. 2019;20(1):370.
8. Kistler BM, Benner D, Burrowes JD, Campbell KL, Fouque D, Garibotto G, et al. Eating during hemodialysis treatment: a consensus statement from the International Society of Renal Nutrition and Metabolism. J Ren Nutr. 2018;28(1):4-12.
9. Brennan F, Stevenson J, Brown M. The pathophysiology and management of taste changes in chronic kidney disease: a review. J Ren Nutr. 2020;30(5):368-79.

7
Obesidade e doença renal crônica

Renata Rodrigues Teixeira

INFORMAÇÕES GERAIS

A obesidade é caracterizada pelo acúmulo excessivo de gordura corporal, com potenciais prejuízos à saúde. Tem etiologia multifatorial e é influenciada por fatores genéticos, ambientais, socioculturais e comportamentais. Além de ser uma das principais doenças crônicas não transmissíveis (DCNT), a obesidade é fator de risco potencial para a incidência de outras DCNT como diabetes melito, hipertensão arterial, dislipidemia, doenças cardiovasculares, câncer e doença renal crônica (DRC).[1]

Assim como observado na população geral, a obesidade é muito prevalente em pacientes com DRC.[2] Na fase não dialítica da DRC, a obesidade tem sido apontada como fator de risco de progressão da doença renal com necessidade de terapia renal substitutiva.[1] Já em terapia dialítica, especialmente em hemodiálise, a obesidade parece ter potencial papel protetor na sobrevida dos pacientes, porém pode ser limitante para o transplante renal. A explicação mais plausível para esse fato é que a maior reserva corporal daqueles com obesidade pode conferir proteção contra os frequentes episódios catabólicos aos quais os pacientes em hemodiálise estão sujeitos.[3] Neste contexto, a abordagem multiprofissional é essencial no direcionamento e sucesso do tratamento da obesidade na DRC.

ASPECTOS FISIOPATOLÓGICOS

Na Tabela 1 estão descritas as alterações renais relacionadas à obesidade.

TABELA 1 Alterações fisiopatológicas renais associadas à obesidade

Tipos de injúria renal	Danos patológicos aos rins
Injúria glomerular	Glomerulomegalia Glomeruloesclerose segmentar e focal ou esclerose global Baixa densidade glomerular Injúria podocitária Expansão mensangial
Injúria tubular	Fibrose tubulointersticial Atrofia tubular Hipertrofia de epitélio do túbulo proximal Apoptose de células tubulares

Fonte: adaptada de Jiang et al., 2023.[1]

Na Figura 1 estão indicados os potenciais mecanismos que associam a obesidade com a progressão da DRC.

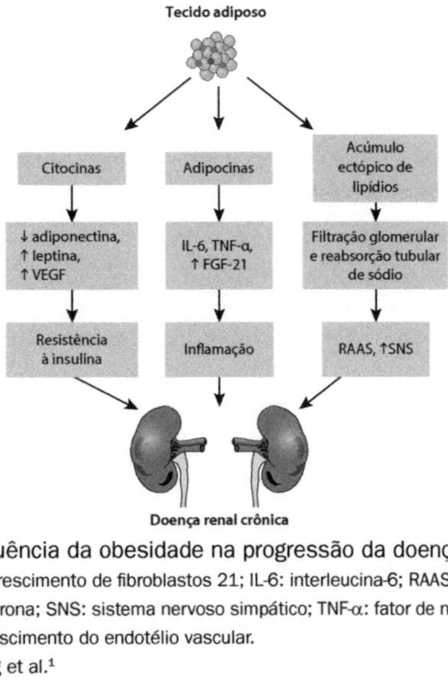

FIGURA 1 Influência da obesidade na progressão da doença renal crônica.
FGF-21: fator de crescimento de fibroblastos 21; IL-6: interleucina-6; RAAS: sistema renina-angiotensina-aldosterona; SNS: sistema nervoso simpático; TNF-α: fator de necrose tumoral alfa; VEGF: fator de crescimento do endotélio vascular.
Adaptado de Jiang et al.[1]

TRATAMENTO DA OBESIDADE NA DOENÇA RENAL CRÔNICA

A Tabela 2 descreve uma proposta sobre quais são as principais situações ou condições em que o tratamento da obesidade na DRC pode trazer benefícios.

TABELA 2 Proposta de indicação de tratamento da obesidade na doença renal crônica

Fase não dialítica	Fase dialítica
Presença de diabetes melito 2	Impossibilidade de realizar transplante em virtude da obesidade
IMC ≥ 30 kg/m²	Baixa qualidade de vida
Circunferência da cintura ▪ Homens: ≥ 102 cm ▪ Mulheres: ≥ 88 cm	

Fonte: adaptada de Kramer et al., 2009.[4]

TERAPIA NUTRICIONAL

A terapia nutricional é fundamental no tratamento da obesidade. No entanto, ainda não foram estabelecidas recomendações padronizadas e específicas para aqueles com DRC. As recomendações de energia e nutrientes de pacientes com DRC nos diferentes estágios e tipos de tratamento se aplicam aos pacientes com obesidade.

Dentre os diversos fatores que contribuem para a ingestão energética elevada e, assim, para a epidemia de obesidade, o grau de processamento dos alimentos desempenha papel importante. Os principais potenciais fatores atrativos e prejudiciais ao consumo de alimentos ultraprocessados estão descritos na Tabela 3.

TABELA 3 Principais potenciais fatores atrativos e prejudiciais ao consumo de alimentos ultraprocessados

Fatores atrativos	Fatores prejudiciais
▪ Mais acessíveis ▪ Relativamente seguros, especialmente em questões sanitárias ▪ Prazo de validade longo ▪ Palatáveis ou altamente palatáveis ▪ Facilidade de uso: alimentos prontos para consumo ou de fácil preparo ▪ Marketing e embalagens atraentes	▪ Baixa qualidade nutricional ▪ Elevada densidade energética ▪ Altos em adição de: açúcar, sal, gorduras, adoçantes artificiais e aditivos químicos ▪ Podem desencadear um padrão alimentar compulsivo ▪ Aumento no risco de obesidade de outras doenças crônicas ▪ Substituem a alimentação caseira tradicional

Fonte: adaptada de Avesani et al., 2023.[5]

Assim como na população geral, pacientes com obesidade e DRC podem se beneficiar de padrões alimentares saudáveis. Esses padrões em geral podem levar a uma certa redução da gordura corporal e melhora em marcadores metabólicos. Além disso, é importante ressaltar que, mesmo que haja perda de peso, ela não deve ser rápida, para evitar redução da massa muscular e deficiência de nutrientes. Na Tabela 4 estão descritas as principais recomendações.

TABELA 4 Padrões alimentares no tratamento da obesidade e suas complicações na doença renal crônica

Padrão alimentar	Fase da DRC	Recomendação
Dieta mediterrânea[3]	Estágios 1 a 5 não dialítico	A dieta mediterrânea é composta em maior proporção por frutas e hortaliças, leguminosas, oleaginosas, azeite de oliva e peixes e em menor proporção por carnes vermelhas, frutos do mar, ovos, laticínios e alimentos processados. Na DRC, pode melhorar o perfil lipídico de pacientes com ou sem dislipidemia.
Rico em frutas e vegetais[3]	Estágios 1 a 4	O aumento no consumo de frutas e vegetais pode reduzir peso corporal, pressão sanguínea e produção de ácidos.

(continua)

TABELA 4 Padrões alimentares no tratamento da obesidade e suas complicações na doença renal crônica *(continuação)*

Padrão alimentar	Fase da DRC	Recomendação
Alimentação baseada em alimentos *in natura* e reduzida em processados e ultraprocessados[5]	Todos os estágios	A melhora da qualidade da alimentação, com redução do consumo de alimentos processados e ultraprocessados, pode auxiliar no tratamento da obesidade, doenças crônicas associadas como diabetes e hipertensão arterial e nas complicações da DRC como acidose metabólica e hiperfosfatemia.

DRC: doença renal crônica.
Fonte: adaptada de Ikizler et al., 2020;[3] Avesani et al., 2023.[5]

ABORDAGEM COMPORTAMENTAL E ESTRATÉGIAS NUTRICIONAIS

O tratamento comportamental se propõe a definir estratégias para auxiliar no controle do peso e na prevenção de recidivas da obesidade e, mesmo quando não houver perda significativa de peso, pode auxiliar na adesão aos novos hábitos de vida saudáveis adquiridos. A Tabela 5 mostra algumas técnicas e estratégias comportamentais utilizadas no tratamento da obesidade, que também podem ser aplicadas a pacientes com DRC.

EXERCÍCIO FÍSICO

A prática de exercício físico regular é um quesito importante no tratamento da obesidade dos pacientes com DRC, sendo pelo aumento do gasto energético para redução da gordura corporal, mas especialmente por preservar a massa magra e melhorar a capacidade funcional e a qualidade de vida desses pacientes.

O incentivo da prática pelo nutricionista e demais profissionais da saúde é essencial; no entanto, o direcionamento e acompanhamento do profissional de educação física é fundamental considerando não somente a efetividade, mas também a segurança no processo.

TABELA 5 Sugestão de técnicas e estratégias comportamentais utilizadas no tratamento da obesidade de pacientes com doença renal crônica

Técnica	Objetivo	Estratégias de ação
Entrevista motivacional[6]	Trazer à consciência as motivações intrínsecas do paciente para mudar determinado comportamento por meio de diálogo (entre o profissional e o paciente)	Identificar e atuar em cada estágio de mudança do comportamento: ▪ Pré-contemplação: não pensa em mudar e não há motivação para mudar agora. É importante construir um relacionamento, investigar e estimular a motivação. ▪ Contemplação: pensa a respeito, mas é ambivalente. Momento de identificar e reduzir os “contras” da mudança e começar a pensar em metas. ▪ Decisão: pretende fazer mudanças. Momento de estruturar um plano para mudança com base nos passos e habilidades necessárias para a mudança gradual. ▪ Ação: apresenta mudanças de comportamento. Seguir com as mudanças, tendo como base um plano de ação e compromisso, construídos com o paciente. Revisar o planejamento sempre que necessário. ▪ Manutenção: mantém e sustenta as mudanças. Momento de evitar recaídas e consolidar os ganhos obtidos na fase de mudança.
		Etapas da entrevista motivacional: ▪ Envolver: trabalhar a construção do vínculo; escutar com presença, atenção e curiosidade; manter contato visual e postura adequada de interesse; fazer perguntas que promovam a construção da relação; dar uma visão do que o paciente pode esperar do encontro e do tempo da consulta. ▪ Focar: perguntar em quais mudanças o paciente está interessado; apresentar ideias se houver dúvidas; identificar as motivações por trás do assunto escolhido. ▪ Evocar: explorar sentimentos de ambivalência e prontidão para a mudança; estimular a “mudança da fala”; evitar passar informações prematuramente (“reflexo de consertar as coisas”). ▪ Planejar: trabalhar com um plano de ação e metas criado em conjunto com o paciente; oferecer e pedir permissão para passar informações quando necessário; identificar com o paciente as barreiras para a mudança.

(continua)

TABELA 5 Sugestão de técnicas e estratégias comportamentais utilizadas no tratamento da obesidade de pacientes com doença renal crônica *(continuação)*

Técnica	Objetivo	Estratégias de ação
Comer intuitivo[7]	Estimular o paciente a ter uma relação saudável com a comida e conhecer melhor suas sensações físicas e emocionais ligadas à alimentação	Baseia-se em três pilares: permissão incondicional para comer; comer para atender a necessidades fisiológicas e não emocionais; apoiar-se nos sinais internos de fome e saciedade. Dez princípios abrangem esses pilares: 1. Rejeitar a mentalidade de dieta: estimular o comer intuitivo e respeitar os sinais internos relacionados ao comer, sem desconsiderar as recomendações dietoterápicas específicas da doença renal crônica. 2. Honrar a fome: escalas de fome (com níveis de fome como: empanturrado, cheio, satisfeito, fome leve, fome e faminto) podem auxiliar o paciente na identificação e classificação no dia a dia. 3. Fazer as pazes com a comida: incentivar o paciente a perceber as sensações do corpo enquanto come, sem julgamento. 4. Desafiar o policial alimentar: aprender a identificar as diferentes "vozes da comida" (p. ex., regras rígidas sobre determinado alimento) que atrapalham o comer intuitivo. 5. Sentir saciedade: aprender a escutar os sinais internos de que a fome já foi atendida e entender o que é estar confortavelmente saciado. Pausas e questionamentos ao longo da refeição, assim como escalas de saciedade, podem auxiliar. 6. Descobrir o fator de satisfação: identificar e estimular a satisfação e o prazer ao comer. 7. Lidar com as emoções sem usar a comida: por meio de atividades com o paciente, como identificar os tipos de fome (física ou emocional) e traçar as melhores estratégias. 8. Respeitar seu corpo: por meio de exercícios de autocuidado e incentivo à não comparação com os outros. 9. Exercitar-se – sentindo a diferença: incentivar a prática de atividades prazerosas, incluindo as formais e não formais 10. Honrar a saúde – praticar uma "nutrição gentil": incentivar escolhas de forma a honrar a saúde e o paladar, gerando bem-estar.

(continua)

TABELA 5 Sugestão de técnicas e estratégias comportamentais utilizadas no tratamento da obesidade de pacientes com doença renal crônica *(continuação)*

Técnica	Objetivo	Estratégias de ação
Comer com atenção plena[8]	Estar atento, sem julgar ou criticar as sensações físicas e emocionais despertadas durante o ato de comer ou em contexto relacionado à comida	Passos para estruturar o comer com atenção plena no atendimento nutricional e identificar com o paciente quais pontos merecem ser trabalhados: 1. Desacelerar: para identificar os gatilhos ambientais, sociais e emocionais que levam o paciente a comer em excesso e/ou sem se dar conta do que e como está comendo. 2. Escolher as opções com atenção plena: estratégias que permitem melhor compreensão sobre as diferentes fomes e necessidades do corpo, além de criar um estado de mais atenção para auxiliar em escolhas mais cuidadosas. Exemplos: escolher utensílios menores, preparar menos comida e apresentá-la em recipientes menores e reduzir a exposição ao excesso de comida, além de deixar mais visível aqueles que devem ser estimulados, como frutas e hortaliças. 3. Comer com atenção: evitar comer enquanto realiza outras atividades e estimular a percepção por meio do automonitoramento, como anotar o que comeu e sensações em um diário alimentar. 4. Comer para ter saciedade: aprender a escutar os sinais internos de que a fome já foi atendida e entender o que é estar confortavelmente saciado. 5. Comer sem culpa, mas com atenção: direcionar o paciente a não se sentir culpado ao comer o que supostamente seria "errado". Abordar dúvidas, conflitos e crenças sobre a alimentação, especialmente no contexto da doença renal crônica. 6. Praticar o comer com atenção plena: propor práticas e atividades que envolvam a respiração e a meditação e que sejam estruturadas (com horário, duração, local etc.).

Fonte: adaptada de Dunker et al., 2019;[6] Alvarenga et al., 2019;[7] Figueiredo et al., 2019.[8]

SUGESTÃO DE ALGORITMO PARA TRATAMENTO DA OBESIDADE NA DOENÇA RENAL CRÔNICA

As etapas mencionadas na Figura 2 podem ser seguidas para o tratamento da obesidade na DRC.

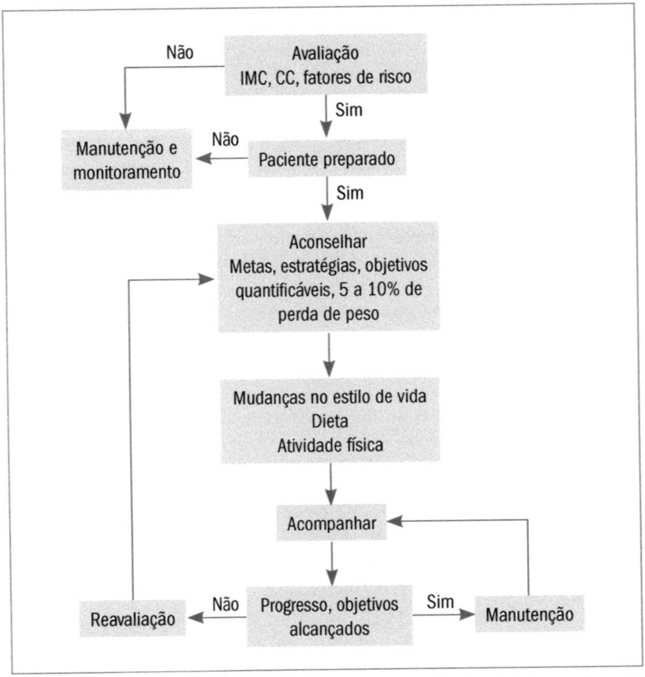

FIGURA 2 Algoritmo sugerido para o tratamento da obesidade na doença renal crônica.

IMC índice de massa corporal; CC circunferência da cintura.

Fonte: adaptada de Serdula et al., 2023.[9]

REFERÊNCIAS

1. Jiang Z, Wang Y, Zhao X, Cui H, Han M, Ren X, et al. Obesity: global epidemiology and pathogenesis. Am J Physiol Endocrinol Metab. 2023;324:E24-E41.
2. Neves PDMM, Sesso RCC, Thomé FS, Lugon JR, Nascimento MM. Brazilian dialysis survey 2019. Braz J Nephrol. 2021;43(2).
3. Ikizler TA, Burrowes JD, Byham-Gray LD, Campbell KL, Carrero JJ, Chan W, et al. KDOQI Clinical Practice Guideline for Nutrition in CKD: 2020 Update. Am J Kidney Dis. 2020;76:S1-S107.
4. Kramer H, Tuttle KR, Leehey D, Luke A, Durazo-Arvizu R, Shoham D, et al. Obesity management in adults with CKD. Am J Kidney Dis. 2009;53(1):151-65.
5. Avesani CM, Cuppari L, Nerbass FB, Lindholm B, Stenvinkel P. Ultraprocessed foods and chronic kidney disease–double trouble. Clin Kidney J. 2023;16(11):1723-36.
6. Dunker K, Alvarenga M, Timerman F, Vicente Jr C, Teixeira P. Fundamentos e técnica da entrevista motivacional para nutrição. In: Alvarenga M. Nutrição comportamental. 2. ed. Barueri: Manole; 2019. p.201-25.
7. Alvarenga M, Figueiredo M. Comer intuitivo. In: Alvarenga M. Nutrição comportamental. 2. ed. Barueri: Manole; 2019. p.227-56.
8. Figueiredo M, Costa AC, Timerman F. Comer com atenção plena (mindful eating). In: Alvarenga M. Nutrição comportamental. 2. ed. Barueri: Manole; 2019. p.257-77.
9. Serdula MK, Khan LK, Dietz WH. Weight loss counseling revisited. JAMA. 2023;289(14):1747-50.

8

Distúrbio mineral e ósseo da doença renal crônica

Fabiana Baggio Nerbass
Lilian Cuppari

INFORMAÇÕES GERAIS

O distúrbio mineral e ósseo da doença renal crônica (DMO-DRC) é uma síndrome sistêmica manifestada por alterações bioquímicas e hormonais do metabolismo do cálcio, fósforo, paratormônio (PTH), vitamina D, fator de crescimento de fibroblasto 23 (FGF23) e do metabolismo ósseo (alterações da remodelação, mineralização e volume ósseos). Essas anormalidades são frequentes e levam ao aumento de risco de doenças cardiovasculares e óbito.[1] O desenvolvimento do DMO-DRC é complexo e sua patogênese está frequentemente associada ao difícil controle de quatro principais parâmetros do metabolismo mineral: paratormônio, vitamina D, cálcio e fósforo. Embora as evidências sejam limitadas para determinar os valores a serem alcançados desses marcadores bioquímicos, a Tabela 1 mostra uma sugestão de acordo com o proposto pelas diretrizes.[1,2]

TABELA 1 Sugestão de interpretação dos marcadores bioquímicos do DMO-DRC

Marcador bioquímico sérico	Recomendação	Observação
Cálcio	Na DRC 3A-5D, manter dentro da faixa de normalidade do método utilizado	Considerar sempre a tendência do valor, e não somente o valor isolado

(continua)

TABELA 1 Sugestão de interpretação dos marcadores bioquímicos do DMO-DRC *(continuação)*

<table>
<tr><th>Marcador bioquímico sérico</th><th>Recomendação</th><th>Observação</th></tr>
<tr><td>Fósforo</td><td>Na DRC 3A-5D, manter dentro da faixa de normalidade do método utilizado</td><td rowspan="3">Considerar sempre a tendência do valor, e não somente o valor isolado</td></tr>
<tr><td>PTH</td><td>Na DRC 3A-5, os níveis ideais do PTH ainda não estão estabelecidos. Na DRC 5D, os níveis de PTH devem ser mantidos entre 2 e 9 vezes o valor superior do método</td></tr>
<tr><td>Calcidiol 25(OH)D</td><td>Na DRC 3A-5D, o nível do 25(OH)D deve estar entre 30 e 100 ng/mL</td></tr>
</table>

DMO-DRC: distúrbio mineral e ósseo da doença renal crônica; PTH: paratormônio.
Fonte: adaptada de Carvalho et al., 2021.[2]

Dentre os aspectos nutricionais envolvidos no DMO-DRC, a hiperfosfatemia (em geral fósforo sérico superior a 5,5 mg/dL) é o distúrbio que mais envolve ajustes na alimentação, porém essa condição é resultante de vários fatores, por isso seu tratamento é multidisciplinar (Quadro 1).

QUADRO 1 Fatores que resultam em hiperfosfatemia na doença renal crônica

- Redução da depuração de fósforo (P) (renal e pelos métodos dialíticos)
- Estado da remodelação óssea (alta ou baixa)
- Uso de análogos da vitamina D como calcitriol ou paricalcitol
- Uso inadequado dos quelantes de fósforo
- Ingestão excessiva de fósforo

FÓSFORO

O fósforo está distribuído em grande variedade de alimentos e o percentual de absorção intestinal é variável de acordo com a fonte alimentar (Tabela 2). Boa parte do fósforo presente em alimentos de origem vegetal está na forma de fitato e, portanto, não é absorvível. A avaliação e a orientação nutricional, bem como as considerações para implementação, estão descritas nos Quadros 2 e 3.

TABELA 2 Tipos de fósforo, percentual de absorção intestinal e fontes alimentares

Tipo	Percentual de absorção	Fontes alimentares
Orgânico de fontes vegetais	< 40%	Leguminosas, oleaginosas
Orgânico de fontes animais	> 70%	Carnes, laticínios, ovos
Inorgânico	Até 100%	Alimentos processados e ultraprocessados com aditivos à base de fósforo

QUADRO 2 Avaliação e orientação dietética

- A avaliação e a orientação quanto à ingestão de fósforo devem ser realizadas por nutricionista (opinião).
- Para adultos com DRC estágios 3A a 5D (diálise), recomenda-se avaliar e, se necessário, ajustar a ingestão de fósforo para manter a fosfatemia dentro da faixa de normalidade (evidência).
- É aconselhável considerar a fonte alimentar de fósforo (animal, vegetal, aditivos de fósforo) (opinião).
- Para adultos com DRC em terapia dialítica, o ajuste na ingestão de fósforo deve considerar a recomendação de ingestão de proteína de 1,0 a 1,2 g/kg peso/dia (opinião).
- Para adultos com DRC nos estágios 3A a 5, não dialíticos, o ajuste na ingestão de fósforo deve considerar a recomendação de ingestão de proteína de 0,6 a 0,8 g/kg peso/dia (opinião).
- Adultos com DRC estágio 3A a 5D devem tomar quelantes de fósforo em refeições/lanches que contenham quantidade significativa de fósforo (opinião).

Fonte: adaptado de Carvalho et al., 2021.[2]

QUADRO 3 Considerações para implementação das recomendações

- Sempre priorizar o consumo adequado de proteínas.
- Orientar sobre a escolha de alimentos fonte de fósforo com menor biodisponibilidade.
- Considerar a razão miligramas de fósforo por grama de proteína dos alimentos nas escolhas de acordo com a preferência do paciente, conforme descrito na Tabela 3. Quanto menor a razão, menos fósforo em relação à quantidade de proteínas.
- Ao consumir alimentos processados e ultraprocessados, preferir os que não contenham fosfato como aditivo.
- Preferir o preparo dos alimentos em casa. O cozimento em água reduz o fósforo dos alimentos.

Fonte: adaptado de Ikizler et al., 2020.[3]

TABELA 3 Principais alimentos fontes de proteína e fósforo e a razão fósforo/proteína

Alimento	Quantidade (g)	Medida caseira	Fósforo (mg)	Proteína (g)	Razão fósforo/proteína (mg/g)
Carne de frango	80	1 filé de peito médio	150	23	6,5
Carne de porco	80	1 bisteca média	147	21,2	6,9
Carne bovina	85	1 bife médio	209	26	8
Pescada-branca	84	1 filé médio	241	20,6	11,7
Ovo inteiro	50	1 unidade	90	6	15
Clara de ovo	30	1 unidade	4,3	3,3	1,3
Fígado de boi	85	1 bife médio	404	22,7	17,8
Sardinha	34	1 unidade	170	8,4	20,2
Presunto	48	2 fatias médias	136	14	9,7
Queijo prato	30	2 fatias finas	153	7,5	20,4
Iogurte	120	1 pote pequeno	159	6,3	25,2
Leite	150	1 copo americano	140	4,9	28,6

(continua)

TABELA 3 Principais alimentos fontes de proteína e fósforo e a razão fósforo/proteína *(continuação)*

Alimento	Quantidade (g)	Medida caseira	Fósforo (mg)	Proteína (g)	Razão fósforo/proteína (mg/g)
Soja cozida	54	5 colheres de sopa	130	9	14,5
Feijão cozido	154	1 concha média	133	6,9	19,3
Amendoim	50	1 pacote pequeno	253	13	19,9
Chocolate	40	1 barra pequena	92	3	30,7

É importante destacar que nos alimentos de origem vegetal a absorção é limitada.
Fonte: adaptada de Carvalho et al., 2021.[2]

QUELANTES DE FÓSFORO

Os quelantes de fósforo são necessários quando a restrição de fósforo e sua remoção pela diálise são insuficientes. Eles agem se ligando em parte do fósforo dos alimentos formando um composto não absorvível eliminado pelas fezes.

Os principais quelantes de fósforo utilizados em nosso meio, bem como suas características, estão listados na Tabela 4.

TABELA 4 Principais quelantes de fósforo com suas respectivas características

Quelante	Poder quelante	Vantagens	Potenciais efeitos adversos
Carbonato de cálcio (40% de cálcio elementar)	Baixo	Baixo custo	▪ Constipação ▪ Hipercalcemia e calcificação metastática
Acetato de cálcio (25% de cálcio elementar)	Moderado	Maior poder quelante com menor oferta de cálcio do que o carbonato de cálcio	▪ Constipação e náuseas ▪ Hipercalcemia e calcificação metastática
Cloridrato de sevelâmer	Moderado	Não contém alumínio ou cálcio	▪ Diarreia ou constipação, flatulência, náuseas e dispepsia

Fonte: adaptada de Carvalho et al., 2021.[2]

QUADRO 4 Considerações sobre escolha do tipo e uso dos quelantes de fósforo

Escolha do tipo de quelante	▪ Pacientes com hipercalcemia ou calcificação vascular não devem utilizar quelantes que contêm cálcio. ▪ Se a calcemia está no limite superior da normalidade, a dose prescrita de quelantes à base de cálcio deve ser bastante cautelosa. Se essa for a única opção, usar acetato de cálcio. ▪ Quando contraindicado o uso de quelantes à base de cálcio, o cloridrato de sevelâmer deve ser empregado.
Orientação sobre as doses	▪ Os quelantes devem ser ingeridos junto com a alimentação, de forma a permitir a melhor mistura com os alimentos. ▪ Não existem doses estabelecidas para a prescrição de quelantes baseadas na quantidade de fósforo da alimentação. Assim, pacientes devem ser orientados em relação à necessidade de tomar ou não o quelante dependendo do consumo em determinada refeição. ▪ Nas refeições em que a quantidade de fósforo é maior, o quelante deve ser prescrito em maior quantidade e naquelas refeições em que não há alimentos ricos em fósforo, não há necessidade de quelante. ▪ Lanches ou alimentos com elevada quantidade de fósforo, ingeridos a qualquer momento, devem ser sempre associados com os quelantes.
Outros cuidados	▪ Avaliar o uso de 1,25-hidroxivitamina D (calcitriol), pois estimula o aumento da absorção intestinal de cálcio e de fósforo. ▪ Observar e acompanhar os níveis de paratormônio ao longo do tratamento. Níveis muito altos ou muito baixos interferem no metabolismo e dificultam a diminuição da fosfatemia. ▪ A avaliação do tratamento proposto deve acontecer periodicamente, para que ajustes dietéticos e medicamentosos possam ser realizados.

REFERÊNCIAS

1. Ketteler M, Block GA, Evenepoel P, Fukagawa M, Herzog CA, McCann L, et al. Executive summary of the 2017 KDIGO Chronic Kidney Disease-Mineral and Bone Disorder (CKD-MBD) Guideline Update: what's changed and why it matters. Kidney Int. 2017;92:26-36.
2. Carvalho AB, Nerbass FB, Cuppari L. Control of hyperphosphatemia and maintenance of calcemia in CKD. Brazilian J Nephrol. 2021;43:632-8.
3. Ikizler TA, Burrowes JD, Byham-Gray LD, Campbell KL, Carrero JJ, Chan W, et al. KDOQI Clinical Practice Guideline for Nutrition in CKD: 2020 Update. Am J Kidney Dis. 2020;76:S1-S107.

9

Constipação intestinal na doença renal crônica

Christiane Ishikawa Ramos
Fabiana Baggio Nerbass

INFORMAÇÕES GERAIS

A prevalência de constipação é maior em pessoas com doença renal crônica (DRC) que na população em geral.

Os principais fatores de risco associados à constipação na DRC são idade avançada, baixo consumo de frutas, presença de diabetes e uso de medicamentos.

A principal consequência é a piora na qualidade de vida. Nos pacientes em diálise peritoneal também pode afetar a qualidade do tratamento por diminuição da capacidade de drenagem do líquido peritoneal.

DIAGNÓSTICO

Alguns autores sugerem que o uso de laxantes já é considerado um critério diagnóstico. Porém, na prática clínica idealmente, o critério diagnóstico Roma, que está em sua quarta versão (Roma IV), deve ser utilizado[1] (Quadro 1). Vale ressaltar que ele precisa ser aplicado sem o uso de laxantes.

QUADRO 1 Critérios de Roma IV para constipação

Presença de 2 ou mais sintomas:
▪ Força ao evacuar em > 25% das evacuações.
▪ Fezes endurecidas ou fragmentadas em > 25% das evacuações.
▪ Sensação de esvaziamento incompleto em > 25% das evacuações.
▪ Sensação de bloqueio ou obstrução anorretal em > 25% das evacuações.
▪ Uso de manobras manuais para facilitar a evacuação em > 25% das evacuações.
▪ Ter menos de 3 evacuações por semana.
Obs.: sintomas persistentes por 3-6 meses caracteriza constipação crônica.

A constipação manifesta-se como trânsito normal, trânsito lento ou desordem defecatória. Na prática clínica, o trânsito lento pode ser avaliado pela Escala Bristol[1] (Figura 1) ou por métodos mais sofisticados como marcadores radiopacos. As desordens defecatórias relacionam-se a disfunções no assoalho pélvico, e o diagnóstico exige métodos específicos como manometria ou teste de expulsão do balão.

TRATAMENTO

Em virtude da complexidade dos fatores etiológicos, uma anamnese detalhada, incluindo história clínica, distúrbios metabólicos e uso de laxantes, é essencial para adequar o tratamento da constipação. O Quadro 2 resume o fluxograma de tratamento clínico da constipação.[2] Apesar de muitos dos agentes utilizados no tratamento da constipação dispensarem prescrição médica, a atuação e o acompanhamento do nefrologista são fundamentais para a segurança do paciente.

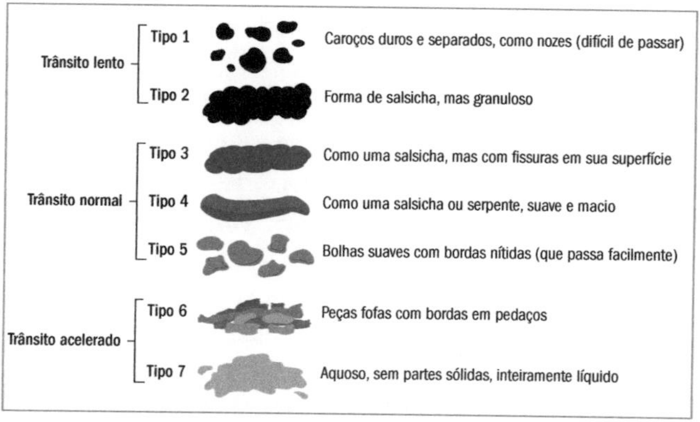

FIGURA 1 Escala de Bristol.
Fonte: adaptada de Mearin et al., 2016.[1]

QUADRO 2 Fluxograma de tratamento da constipação e considerações na doença renal crônica

1ª linha de tratamento	Hábitos de vida ▪ Alimentação saudável e adequada, aumento de fibras dietéticas (aumento de fibras e fitoquímicos). Adequar conforme níveis séricos de potássio (dicas no Quadro 3). ▪ Hidratação adequada: em pacientes em diálise, discutir com a equipe multidisciplinar sobre a possibilidade de aumentar (com segurança) a ingestão de líquidos. ▪ Exercício físico. Hábitos de toalete ▪ Respeito e resgate ao estímulo fisiológico para evacuar, que ocorrem particularmente ao acordar e após almoço e jantar. ▪ Elevação das pernas, simulando "cócoras". 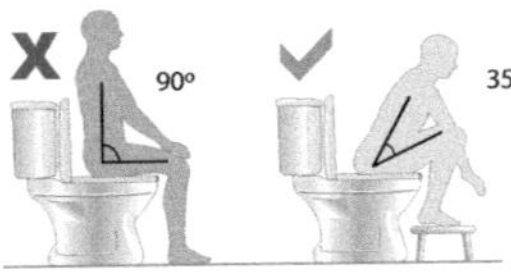
2ª linha de tratamento	▪ Agentes formadores de massa, p. ex., fibras suplementares, particularmente *psyllium*, goma-guar e farelo de trigo. ▪ Agentes emolientes, p. ex., óleo mineral (risco de broncoaspiração em idosos), azeite de oliva longe das refeições, docusato de sódio.
3ª linha de tratamento	Agentes osmóticos, p. ex., lactulona (contém glicose), Muvinlax (contém sódio e potássio), PEG 4000, sais de magnésio e fosfatos (risco de hipermagnesemia e hiperfosfatemia).
3ª linha de tratamento	Estimulantes entéricos, p. ex., bisacodil e picossulfato de sódio (potencial de dependência), classe das antraquinonas (sene e cáscara sagrada – potencial carcinogênico).
4ª linha de tratamento	Agente procinéticos, p. ex., lubiprostona, prucaloprida.
Obs.: não havendo êxito nas estratégias propostas, encaminhar para o diagnóstico diferencial de disfunções do assoalho pélvico, cujo tratamento se baseia, por exemplo, na fisioterapia pélvica (p. ex., *biofeedback*).	

QUADRO 3 Estratégias para aumento do consumo de fibras e controle do consumo de potássio

- Orientar o consumo de frutas com menor relação potássio/fibras, p. ex., mexerica, maçã, pera, abacate, manga, pêssego, kiwi, caju, morango, jabuticaba.
- Ajustar as porções de vegetais crus e orientar sobre a utilização de procedimentos de cocção em água para retirada de potássio dos vegetais.
- Incentivar o consumo de leguminosas, preparadas de forma a remover o potássio.

Obs.: algumas frutas são descritas na literatura com potencial laxativo (ação mediada por compostos bioativos), como figo, ameixa, kiwi, manga.[3]

Na prática clínica há um temor na prescrição de fibras suplementares em virtude do teor de potássio e fósforo (Tabela 1). Mas sugere-se que a absorção de potássio e fósforo de fontes vegetais é menor do que em alimentos mais processados e de origem animal.

TABELA 1 Quantidade de fibras, potássio e fósforo por porção de 10 gramas de alimentos ricos em fibras

	Fibra (g)	Potássio (mg)	Fósforo (mg)
Farelo de trigo	4,3	118	101
Aveia	1,1	43	52
Farelo de aveia	1,5	57	73
Psyllium	7,7	80	Não disponível
Linhaça	2,8	84	66
Gergelim	1,4	47	64
Chia	3,3	41	86

Fonte: USDA.[4]

PROBIÓTICOS

Na população geral, revisões sistemáticas e metanálises têm sugerido que o uso de probióticos melhora sintomas como frequência de evacuações e consistência das fezes. Porém, observa-se muita heterogeneidade nos resultados e não há consenso sobre o tipo, a dose e a frequência de uso desses agentes no tratamento da constipação.[5,6] Na DRC, os estudos voltados para essa temática são ainda mais escassos e há preocupações em relação ao uso de probióticos (p. ex., seu efeito ambivalente sobre o aumento da ureia sérica e da inflamação).[7]

REFERÊNCIAS

1. Mearin F, Lacy BE, Chang L, Chey WD, Lembo AJ, Simren M, Spiller R. Bowel disorders. Gastroenterology. 2016;150:1393-407.
2. Ramos CI, Nerbass FB, Cuppari L. Constipation in chronic kidney disease: it is time to bridge the gap. Kidney Dial. 2022;2:221-33.
3. Rao SSC, Brenner DM. Efficacy and safety of over-the-counter therapies for chronic constipation: an updated systematic review. Am J Gastroenterol. 2021;116(6):1156-81.
4. U.S. Department of Agriculture, Agricultural Research Service, Beltsville Human Nutrition Research Center. FoodData Central. [Internet].
5. Ding F, Hu M, Ding Y, Meng Y, Zhao Y. Efficacy in bowel movement and change of gut microbiota on adult functional constipation patients treated with probiotics-containing products: a systematic review and meta-analysis. BMJ Open. 2024;14(1):e074557.
6. Zhang C, Jiang J, Tian F, Zhao J, Zhang H, Zhai Q, Chen W. Meta-analysis of randomized controlled trials of the effects of probiotics on functional constipation in adults. Clin Nutr. 2020;39(10):2960-9.
7. Koppe L, Mafra D, Fouque D. Probiotics and chronic kidney disease. Kidney Int. 2015;88(5):958-66.

10

Doença renal crônica em pediatria

Mariana Leister Rocha Innecchi
Carla Aline Fernandes Satiro

INFORMAÇÕES GERAIS

A doença renal crônica (DRC) tem se tornado um importante problema de saúde pública em todo o mundo. Em pediatria, a prevalência da DRC é incerta, pois os registros em sua maioria consistem em dados de pacientes em terapia renal substitutiva (TRS) subestimando a real prevalência da doença nessa população.

Equações utilizando a creatinina sérica foram desenvolvidas para determinar a estimativa da taxa de filtração glomerular (TFGe) e a fórmula mais utilizada em pediatria é a equação revisada da fórmula de Schwartz, que considera creatinina sérica, o método de dosagem da creatinina, a idade, o sexo e a estatura.[1] De acordo com o Kidney Disease Improving Global Outcomes (KDIGO) 2012,[2] o estadiamento da DRC é subdividido em seis estágios funcionais de acordo com a TFG e albuminúria, mas em pediatria algumas particularidades inerentes à faixa etária também devem ser consideradas.

O prognóstico dos pacientes acometidos depende da causa da DRC, do estadiamento, dos fatores de risco e das comorbidades associadas, conforme mostrado na Figura 1. As principais causas da DRC em crianças e adolescentes são distintas das dos adultos e abrangem as anomalias congênitas do rim e do trato urinário, e glomerulopatias como síndrome nefrótica e glomerulonefrite crônica.

Estadiamento DRC	TFGe mL/min/1,73 m²	Albuminúria: A1 (< 30 mg/g de creatinina)	A2 (30-300 mg/g de creatinina)	A3 (> 300 mg/g de creatinina)
1	≥ 90			
2	60-89			
3a	45-59			
3b	30-44			
4	15-29			
5	< 15			

Baixo peso ao nascer, prematuridade, lesão renal aguda prévia, drogas nefrotóxicas, tamanho renal reduzido, anormalidades genéticas etc.

Baixo peso ao nascer, prematuridade, lesão renal aguda prévia, drogas nefrotóxicas, tamanho renal reduzido, anormalidades genéticas etc.

FIGURA 1 Definição e estadiamento da doença renal crônica (DRC) de acordo com as diretrizes do KDIGO.[2] Esta definição é baseada em estimativa da taxa de filtração glomerular (TFGe) e proteinúria. As cores (do cinza mais claro para o mais escuro) referem-se ao risco de progressão e tendência à insuficiência renal. Características clínicas e eventos adicionais aumentam significativamente o risco de desenvolver DRC e piora da evolução do estadiamento na população pediátrica.

*TFGe: estimada pela fórmula de Schwartz: [estatura (cm) × k]/creatinina sérica; ** k varia de acordo com a técnica de dosagem da creatinina: picrato alcalino (Jaffe): k 0,33 (prematuros), k 0,45 (lactentes nascidos a termo no 1° ano de vida), k 0,55 (meninas após o primeiro ano de vida e meninos após o primeiro ano de vida até a puberdade), k 0,7 (adolescentes após a puberdade); calibração rastreável à IDMS (*isotope-dilution mass spectometry*): k 0,413 (crianças 1 a 16 anos). É possível realizar o cálculo da TFGe por meio do aplicativo NefroPedCal, disponível para aparelhos celulares.

AVALIAÇÃO NUTRICIONAL

Antropometria, anamnese clínica e ingestão alimentar

A avaliação nutricional é de grande importância em pacientes pediátricos com DRC, pois auxilia no diagnóstico da situação nutricional pregressa e atual e conduz as estratégias nutricionais futuras. A Tabela 1 descreve as medidas antropométricas que devem ser realizadas, considerações e periodicidade de avaliação, além de pontos relevantes sobre anamnese clínica e ingestão alimentar.

TABELA 1 Avaliação nutricional de crianças e adolescentes com doença renal crônica

<table>
<tr><th colspan="3">Anamnese clínica</th></tr>
<tr><td colspan="3">Informações importantes:
▪ Pressão arterial: classificada pela Academia Americana de Pediatria em percentis, de acordo com idade, sexo e estatura.
▪ Uso de medicamentos: horários, número de medicamentos, adesão ao tratamento, se precisa ser ingerido em jejum ou associado às refeições.
▪ Se o paciente é anúrico ou poliúrico.
▪ Presença de comorbidades como sobrepeso/obesidade, dislipidemia, resistência à insulina/diabetes melito, anemia, entre outros.
▪ Presença de edema.</td></tr>
<tr><th colspan="3">Anamnese nutricional</th></tr>
<tr><th>Informações importantes</th><th colspan="2">Periodicidade de avaliação (intervalo mínimo)</th></tr>
<tr><td>▪ Ingestão alimentar: é o determinante mais importante do estado nutricional de crianças com doença renal crônica.
▪ Ferramentas que podem ser utilizadas:
– Recordatório de 24 horas ou registro alimentar (ambos com avaliação ideal de no mínimo 3 dias) ou recordatório do consumo habitual. Buscar por uma opção que caracterize a ingestão habitual/típica.
Verificar:
▪ Qualidade da dieta (consumo de ultraprocessados).
▪ Sintomas gastrintestinais: sensação de distensão abdominal, vômitos, refluxo gastroesofágico, diarreia ou constipação.</td><td>Ingestão alimentar:
0-1 ano
DRC estágios 3b-5: 8 semanas
DRC estágio 5D: 8 semanas
1-3 anos
DRC estágios 3b-5: 3 meses
DRC estágio 5D: 3 meses
> 3 anos
DRC estágios 3b-5: 6 meses
DRC estágio 5D: 4 meses</td><td>Avaliação nutricional e contato com o nutricionista (presencial ou online):
0-6 meses
DRC estágios 2-3a: 3 meses
DRC estágios 3b-5: 1 mês
DRC estágio 5D: 1 mês
6-12 meses
DRC estágios 2-3a: 3 meses
DRC estágios 3b-5: 1 mês
DRC estágio 5D: 1 mês
> 1 ano
DRC estágios 2-3a: 1 ano
DRC estágios 3b-5: 3 meses
DRC estágio 5D: 1 mês</td></tr>
</table>

(continua)

TABELA 1 Avaliação nutricional de crianças e adolescentes com doença renal crônica *(continuação)*

Anamnese nutricional		
Informações importantes	Periodicidade de avaliação (intervalo mínimo)	
▪ Avaliação do apetite: pode ser utilizada uma escala como "muito bom", "bom", "regular", "ruim" ou "muito ruim". ▪ Ingestão hídrica (principalmente em pacientes poliúricos, pois pode impactar na aceitação alimentar geral). ▪ Presença de anorexia, alterações no paladar, disfagia/dificuldade no processo de mastigação e/ou deglutição. ▪ Rotina da criança/adolescente: horário da escola, sono, atividades extracurriculares. ▪ Rotina familiar: quem são os cuidadores, responsáveis pela aquisição, preparo e oferta de alimentos. ▪ Local das refeições e particularidades (casa, escola, casa de familiares). ▪ Fatores ambientais/alimentação da família. ▪ Recursos financeiros para a aquisição de alimentos. ▪ Prática de atividade física. ▪ Preferências e aversões alimentares.	**Ingestão alimentar:** **0-1 ano** DRC estágios 3b-5: 8 semanas DRC estágio 5D: 8 semanas **1-3 anos** DRC estágios 3b-5: 3 meses DRC estágio 5D: 3 meses **> 3 anos** DRC estágios 3b-5: 6 meses DRC estágio 5D: 4 meses	**Avaliação nutricional e contato com o nutricionista (presencial ou *online*):** **0-6 meses** DRC estágios 2-3a: 3 meses DRC estágios 3b-5: 1 mês DRC estágio 5D: 1 mês **6-12 meses** DRC estágios 2-3a: 3 meses DRC estágios 3b-5: 1 mês DRC estágio 5D: 1 mês **> 1 ano** DRC estágios 2-3a: 1 ano DRC estágios 3b-5: 3 meses DRC estágio 5D: 1 mês

(continua)

TABELA 1 Avaliação nutricional de crianças e adolescentes com doença renal crônica *(continuação)*

Antropometria				
	Referencial	Considerações	Periodicidade de avaliação (intervalo mínimo)	
Peso	**Utilizar as curvas de classificação e realizar avaliações seriadas** Até os dois anos: Referencial OMS ▪ Escore-z de peso por comprimento/estatura ▪ Escore-z de peso para a idade cronológica OU ▪ Escore-z de peso para a idade corrigida (para prematuros até os dois anos) Após os dois anos: Referencial OMS ▪ Escore de IMC/idade.	▪ Utilizar o peso seco quando necessário (como em casos de terapia dialítica ou síndrome nefrótica). ▪ Para pacientes em diálise peritoneal, descontar, quando houver, o volume de líquido infundido na cavidade abdominal no momento da avaliação. ▪ Usar curvas específicas para distúrbio ou condição genética quando aplicável.	**Peso por comprimento:** **Peso para a idade:** **0-1 ano** DRC estágios 3b-5: 6 semanas DRC estágios 5D: 2-4 semanas **1-3 anos** DRC estágios 3b-5: 2 meses DRC estágio 5D: 1 mês **> 3 anos** DRC estágios 3b-5: 2 meses DRC estágio 5D: 1 mês	**IMC:** **0-1 ano** N/A **1-3 anos** DRC estágios 3b-5: 2 meses DRC estágio 5D: 1 mês **> 3 anos** DRC estágios 3b-5: 3 meses DRC estágio 5D: 3 meses

(continua)

TABELA 1 Avaliação nutricional de crianças e adolescentes com doença renal crônica *(continuação)*

Antropometria				
	Referencial	Considerações	Periodicidade de avaliação (intervalo mínimo)	
Estatura	**Utilizar as curvas de classificação e realizar avaliações seriadas** Até os dois anos: Referencial OMS Após os dois anos: Referencial OMS ▪ Escore-z de comprimento/estatura para a idade cronológica ou corrigida (para prematuros até os dois anos). ▪ Escore-z de velocidade de crescimento (calcular o Escore-z da velocidade de crescimento por um período mínimo de 6 meses).	▪ Aferição com a criança deitada em < 2 anos e em pé > 2 anos. ▪ Quando a criança não consegue ficar em pé na posição adequada, manter a aferição deitada por um período prolongado. ▪ Usar curvas específicas para distúrbio ou condição genética quando aplicável.	**Comprimento/estatura para a idade:** **0-1 ano** DRC estágios 3b-5: 6 semanas DRC estágio 5D: 2-4 semanas **1-3 anos** DRC estágios 3b-5: 2 meses DRC estágio 5D: 1 mês **> 3 anos** DRC estágios 3b-5: 3 meses DRC estágio 5D: 3 meses	**Velocidade de crescimento:** **0-1 ano** DRC estágios 3b-5: N/A DRC estágio 5D: N/A **1-3 anos** DRC estágios 3b-5: 3 meses DRC estágio 5D: 2 meses **> 3 anos** DRC estágios 3b-5: 6 meses DRC estágio 5D: 6 meses

(continua)

TABELA 1 Avaliação nutricional de crianças e adolescentes com doença renal crônica *(continuação)*

Antropometria				
	Referencial	Considerações	Periodicidade de avaliação (intervalo mínimo)	
Medidas complementares	▪ Perímetro cefálico: Referencial OMS (deve ser realizada até os 2 anos). ▪ Circunferência do braço e prega cutânea tricipital: Referencial OMS até os 5 anos e Frisancho de 5 a 18 anos.	▪ Perímetro cefálico: aferição com a criança deitada. ▪ Circunferência do braço e prega cutânea tricipital: em crianças em hemodiálise, realizar as medidas após a sessão. Em tratamento conservador e diálise peritoneal, realizar a medida se a criança estiver no peso seco (ausência de edema).	**Perímetro cefálico:** **0-1 ano** DRC estágios 3b-5: 6 semanas DRC estágio 5D: 2-4 semanas **1-3 anos** DRC estágios 3b-5: 2 meses DRC estágio 5D: 1 mês **> 3 anos** DRC estágios 3b-5 e 5D: N/A	**Pregas cutâneas e circunferências:** Sem periodicidade estabelecida.

IMC: índice de massa corporal; OMS: Organização Mundial da Saúde; TFGe: taxa de filtração glomerular estimada – cálculo pela fórmula de Schwartz.
Fonte: Flynn et al., 2017;[3] Nelms et al., 2021[4].

Exames laboratoriais

A interpretação dos exames laboratoriais e a importância em compreender as principais causas que levam a valores anormais, como apresentado na Tabela 2, auxiliam o profissional na conduta nutricional.

TABELA 2 Avaliação laboratorial de crianças e adolescentes com doença renal crônica

Exames laboratoriais	Valor de referência	Principais causas de valores anormais
Ureia sérica (mg/dL)	Até 1 ano: 9-40 ▪ Maiores de 1 ano: 11-38	Maior: ▪ A DRC reduz a eliminação de ureia e não existem valores de referência específicos para DRC. ▪ Consumo elevado de alimentos proteicos. ▪ Catabolismo proteico: desnutrição energético-proteica. ▪ Ingestão calórica insuficiente. ▪ Hidratação insuficiente. ▪ Baixa efetividade dialítica.
Creatinina sérica (mg/dL)	▪ Recém-nascido: 0,3-1,00 ▪ Até 6 anos: 0,3-0,7 ▪ 7-12 anos: 0,5-1,0 ▪ > 12 anos: – Sexo masculino: 0,7-1,3 – Sexo feminino: 0,6-1,1	Maior: ▪ A progressão da DRC aumenta a creatinina sérica e não existem valores de referência específicos para DRC. ▪ Presença de lesão renal. ▪ Desidratação.
Fósforo sérico (mg/dL)	▪ 0-11 meses: 4,8-7,4 ▪ 1-5 anos: 4,5-6,5 ▪ 6-12 anos: 3,6-5,8 ▪ 13-20 anos: 2,3-4,5	Menor: ▪ Pacientes perdedores de fósforo (p. ex.: tubulopatias). Maior: ▪ Consumo de fórmulas infantis acima do recomendado. ▪ Consumo de leite e derivados acima do proposto. ▪ Consumo habitual de alimentos processados com adição de aditivos de fósforo. ▪ Baixa efetividade dialítica.

(continua)

TABELA 2 Avaliação laboratorial de crianças e adolescentes com doença renal crônica *(continuação)*

Exames laboratoriais	Valor de referência	Principais causas de valores anormais
Paratormônio sérico (pg/mL)	▪ TFG* (mL/min/1,73 m^2) ▪ TFG 60-89: 35-70 ▪ TFG 30-59: 35-70 ▪ TFG 15-29: 70-110 ▪ TFG < 15 ou diálise: 200-300 (pode-se tolerar a manutenção dos níveis de PTH na faixa de 3 a 5 vezes o limite superior da normalidade)	Maior: ▪ Hiperparatireoidismo secundário.
Cálcio total (mg/dL)/cálcio iônico sérico (mmol/L)	▪ 0-11 meses: 8,8-11,3/ 1,22-1,40 ▪ 1-5 anos: 9,4-10,8/1,22-1,32 ▪ 6-12 anos: 9,4-10,3/1,15-1,32 ▪ 13-20 anos: 8,8-10,2/ 1,12-1,30	Maior: ▪ Consumo excessivo de cálcio (dieta + quelante de fósforo a base de cálcio). ▪ Quelantes: carbonato e/ou acetato de cálcio.
Vitamina D (25OHD)	▪ Suficiência: > 30 ng/mL; insuficiência: 20-30 ng/mL ▪ Deficiência: 5-20 ng/mL, Deficiência grave: < 5 ng/mL ▪ Considera-se nível de intoxicação valores maiores que 150 ng/mL	Menor: ▪ Suplementação inadequada.
Gasometria venosa	Bicarbonato sérico (HCO_3): ▪ Deve ser mantido entre 22 e 26 mEq/L	Menor: ▪ Presença de acidose metabólica.

(continua)

TABELA 2 Avaliação laboratorial de crianças e adolescentes com doença renal crônica *(continuação)*

Exames laboratoriais	Valor de referência	Principais causas de valores anormais
Potássio sérico (mEq/L)	▪ Recém-nascido: 3,5-5,5 ▪ Lactentes, crianças e adolescentes: 3,5-5,0	Menor: ▪ Pacientes perdedores de potássio (p. ex.: tubulopatias). Maior: ▪ Consumo de fórmulas infantis/ leite e derivados acima do proposto. ▪ Consumo habitual de alimentos processados com adição de aditivos de potássio. ▪ Constipação intestinal. ▪ Acidose metabólica. ▪ Uso de medicações poupadoras de potássio.

Fonte: Abreu et al., 2021.[5]

RECOMENDAÇÕES NUTRICIONAIS

A terapia nutricional em pediatria é parte fundamental do tratamento e visa ao crescimento e desenvolvimento adequado, visto que crianças com DRC enfrentam complicações que podem afetar a função cognitiva, o crescimento linear e o estado nutricional a longo prazo. A terapia nutricional pode auxiliar no controle dos distúrbios eletrolíticos, acúmulo de toxinas urêmicas e hipervolemia, além de auxiliar na oferta adequada de energia e proteína, entre outros.

A prescrição nutricional deve ser individualizada e considerar a etiologia, o estágio e a progressão da DRC, a evolução do estado nutricional, a aceitação alimentar, os exames bioquímicos, a idade e a fase de desenvolvimento da criança, além dos aspectos biopsicossociais.

RECOMENDAÇÃO DE ENERGIA E PROTEÍNA

A oferta adequada de energia e proteína é fundamental considerando as alterações metabólicas, o déficit no crescimento, o hipercatabolismo e o consequente risco nutricional característicos de crianças e adolescentes com DRC. Além disso, a utilização adequada de proteína está condicionada à ingestão energética, para evitar o desvio de aminoácidos para a gliconeogênese e, por isso, a oferta de energia adequada está diretamente relacionada com a síntese proteica e o crescimento adequado. É importante reforçar que a restrição proteica não é recomendada em crianças e adolescentes com DRC.[6]

A Kidney Disease Outcomes Quality Initiative (KDOQI),[7] diretriz que norteia a prescrição nutricional para crianças com doença renal crônica, é de 2009. Por isso, um grupo de pesquisadores se reuniu recentemente para publicar diretrizes mais atualizadas sobre o assunto. As recomendações de energia e proteínas sugeridas por esse grupo[6] estão descritas na Tabela 3. O grupo também publicou as diretrizes quanto a micronutrientes e eletrólitos, as quais estão descritas na Tabela 6.[8,9]

A KDOQI sugere que a necessidade energética não difere da recomendada para crianças e adolescentes sadios, e pode ser calculada por equações de acordo com o estabelecido pelas *dietary reference intakes* (DRI). Quanto à oferta proteica, as diretrizes do KDOQI sugerem manter a ingestão entre 100 e 140% das DRI para crianças no estágio 3 e 100 a 120% das DRI para crianças nos estágios 4 e 5 em tratamento conservador. Em crianças em terapia dialítica, a ingestão de proteína deve ser mantida em 100% da DRI com um acréscimo considerando as perdas dialíticas: para pacientes em diálise peritoneal 0,15 a 0,3 g/kg/dia e para pacientes em hemodiálise 0,1 g/kg/dia. Desde a publicação das diretrizes KDOQI, não houve estudos que sustentem mudanças nessa recomendação, porém os pesquisadores que publicaram as diretrizes mais recentes sugerem usar o termo "ingestão dietética sugerida" (SDI, do inglês *suggested dietary intakes*) como padrão para recomendação de energia e proteínas (Tabela 3).

Para pacientes que apresentam extremos nutricionais como baixo ganho ponderal ou excesso de peso, condutas específicas de intervenção nutricional podem ser definidas conforme apresentado na Tabela 4.

TABELA 3 Recomendação de energia e proteína para crianças e adolescentes com doença renal crônica

Mês	SDI energia (kcal/kg/dia)		SDI proteína (g/kg/dia)	SDI proteína (g/dia)
0	93-107		1,52-2,5	8-12
1	93-120		1,52-1,8	8-12
2	93-120		1,4-1,52	8-12
3	82-98		1,4-1,52	8-12
4	82-98		1,3-1,52	9-13
5	72-82		1,3-1,52	9-13
6-9	72-82		1,1-1,3	9-14
10-11	72-82		1,1-1,3	9-15
12	72-120		0,9-1,14	11-14
Anos	**SDI energia (kcal/kg/dia)**		**SDI proteína (g/kg/dia)**	**SDI proteína (g/dia)**
	Masculino	**Feminino**		
2	81-95	79-92	0,9-1,05	11-15
3	80-82	76-77	0,9-1,05	13-15
4-6	67-93	64-90	0,85-0,95	16-22
7-8	60-77	56-75	0,9-0,95	19-28
9-10	55-69	49-63	0,9-0,95	26-40
11-12	48-63	43-57	0,9-0,95	34-42
13-14	44-63	39-50	0,8-0,9	34-50
15-17	40-55	36-46	0,8-0,9	Feminino: 52-65 Masculino: 45-49

SDI: ingestão dietética sugerida.
Fonte: Shaw et al., 2020.[6]

TABELA 4 Intervenção nutricional de acordo com evolução nutricional

Estado nutricional	Sugestão de intervenção	Considerações
Excesso de peso	Para crianças que apresentam obesidade e/ou síndrome metabólica, é necessário ajustar a ingestão para alcançar um ganho de peso adequado, sem comprometer a nutrição (pode ser usado o menor valor da recomendação de SDI). Sugere-se realizar um plano alimentar com objetivos de mudanças qualitativas.	▪ Observar se a intervenção nutricional não compromete o estado nutricional, especialmente nos parâmetros antropométricos citados na Tabela 1.
Baixo ganho ponderal ▪ Consumo via oral	▪ Ingestão alimentar inadequada com repercussão nos parâmetros antropométricos citados na Tabela 1: a oferta calórica deve ser otimizada priorizando inicialmente o consumo via oral, com o incentivo à ingestão de alimentos hipercalóricos e à indicação de suplementos enterais orais próprios para a idade quando necessário. ▪ Lactentes: a modulação de fórmula infantil pode ser uma ótima estratégia (Tabela 5). ▪ Pacientes em terapia dialítica e/ou com baixo volume urinário residual e/ou anúricos: pode ser indicado o uso de fórmulas e dietas concentradas, porém essas orientações devem ser realizadas de maneira gradativa para garantir tolerância ao aumento da osmolalidade e evitar diarreia, náuseas, vômitos e refluxo gastroesofágico, além do monitoramento de exames bioquímicos.	▪ O primeiro passo em resposta ao baixo ganho de peso deve ser abordar quaisquer causas corrigíveis de redução na ingestão, como refluxo, vômitos, acidose metabólica, sobrecarga de volume, diálise inadequada, entre outros. ▪ A estimulação oral é desejável, mesmo que a ingestão oral seja limitada, para prevenir o desenvolvimento de aversão alimentar. ▪ Caso a via oral seja insuficiente, a terapia nutricional enteral via sonda nasoenteral ou gastrostomia de alimentação deve ser indicada.

(continua)

TABELA 4 Intervenção nutricional de acordo com evolução nutricional *(continuação)*

Estado nutricional	Sugestão de intervenção	Considerações
Baixo ganho ponderal ▪ Consumo via oral + enteral ▪ Consumo via enteral exclusiva	É sugerido o uso da TNE suplementar ou exclusiva quando a criança apresenta repercussão nos parâmetros antropométricos citados na Tabela 1. É indicado o uso de TNE imediata quando a criança apresenta redução de peso de acordo com os critérios citados na Tabela 1. O esquema de nutrição enteral pode ser conduzido pelas vias: ▪ Oral: considerar a oferta de fórmula enteral via oral como suplemento da alimentação oral. ▪ Sondas nasoentéricas: é considerada a melhor opção para protocolos de TNE para curto prazo e pode ser utilizada como transição para TNE de longo prazo. Pode ser utilizada como via de alimentação suplementar ou exclusiva. ▪ Gastrostomia de alimentação: considerada a melhor opção para protocolos de TNE de longo prazo. ▪ Pode ser utilizada como via de alimentação suplementar ou exclusiva.	▪ No Brasil atualmente não existem fórmulas enterais próprias para DRC na faixa etária pediátrica e por isso o uso de fórmulas padrão deve ser monitorada por meio dos exames bioquímicos de rotina, pois podem extrapolar a recomendação da oferta de proteína, fosfatos e potássio. ▪ Manter o incentivo da alimentação via oral quando possível: para incentivar a alimentação via oral, todo o volume da TNE ou parte dele poderá ser ofertado no período noturno ou com um intervalo maior durante o dia. ▪ Transição da alimentação via sondas nasoentéricas ou gastrostomia de alimentação para alimentação via oral: é possível realizar a transição de maneira gradual, porém é preciso manter oferta semelhante de nutrientes para assegurar a manutenção dos parâmetros antropométricos citados na Tabela 1.

TNE: terapia nutricional enteral.
Fonte: Rees et al., 2021;[10] Stabouli et al., 2022.[11]

TABELA 5 Sugestão de modulação de fórmula infantil

Módulo de energia	Idade	Quantidade de módulo de carboidrato/gordura adicionada à fórmula infantil	Concentração final de carboidrato/ gordura (% ou g/100 mL)
Polímeros de glicose	< 6 meses	3-5 g (+7 g de carboidrato da fórmula infantil*)	10-12
	6 meses-1 ano	5-8 g (+7 g de carboidrato da fórmula infantil*)	12-15
	> 1 ano	8-18 g (+12 g de carboidrato da fórmula infantil*)	20-30
Emulsão lipídica (50% de gordura)	< 1 ano	3-5 mL (+3,5 g de gordura da fórmula infantil*)	5-6
	> 1 ano	9 mL (+4,5 g de gordura da fórmula infantil*)	9

*Quantidade de carboidrato ou gordura em fórmulas infantis variadas.
Fonte: adaptada de Shaw et al., 2020.[6]

RECOMENDAÇÃO DE ELETRÓLITOS

A recomendação de eletrólitos é individualizada e considera principalmente a avaliação laboratorial de crianças e adolescentes com DRC.

TABELA 6 Sugestão de recomendação de consumo de eletrólitos para crianças com doença renal crônica estágios 2-5 D

Eletrólito	Recomendação	Para a oferta da recomendação, considerar:
Cálcio (mg)	Faixa etária e recomendação: ▪ 0 < 4 meses: 220 ▪ 4 < 12 meses: 330-540 ▪ 1-3 anos: 450-700 ▪ 4-10 anos: 700-1.000 ▪ 11-17 anos: 900-1.300	**Obs.:** o leite materno é um alimento completo e a amamentação deve ser estimulada e mantida sempre que possível.

(continua)

TABELA 6 Sugestão de recomendação de consumo de eletrólitos para crianças com doença renal crônica estágios 2-5 D *(continuação)*

Eletrólito	Recomendação	Para a oferta da recomendação, considerar:
Fósforo (mg)	Faixa etária e recomendação: ▪ 0 < 4 meses: 120 ▪ 4 < 12 meses: 275-420 ▪ 1-3 anos: 250-500 ▪ 4-10 anos: 440-800 ▪ 11-17 anos: 640-1.250	**Obs.**: o leite materno é um alimento completo e a amamentação deve ser estimulada e mantida sempre que possível. Atenção: como os alimentos fontes de fósforo são a base da alimentação infantil, considere o uso de quelantes de fósforo com a equipe médica para que possa garantir a oferta adequada de energia, proteína e cálcio.
Sódio	Faixa etária e recomendação: ▪ 0-6 meses: 0,12 mg de sódio/dia ▪ 7-12 meses: 0,37 mg de sódio/dia ▪ 1-3 anos: 1 g de sódio/dia ▪ 4-8 anos: 1,2 g de sódio/dia ▪ 9-18 anos: 1,5 g de sódio/dia (Recomendação para crianças saudáveis, de acordo com as *dietary reference intakes* [DRI])	Pacientes com uropatias e doenças císticas são frequentemente poliúricos e neste caso necessitam de reposição de sódio, inclusive via medicamentosa.
Potássio	Sem recomendação específica	A condução da adequação do consumo de potássio é variável de acordo com a faixa etária pelas particularidades de consumo de cada uma. A Figura 2 propõe um fluxograma para o manejo nutricional do consumo de potássio de acordo com a faixa etária na presença da hipercalemia. **Obs.:** o leite materno é um alimento completo e a amamentação deve ser estimulada e mantida sempre que possível.

Fonte: KDOQI, 2008;[7] McAlister et al., 2020;[8] Desloovere et al., 2021.[9]

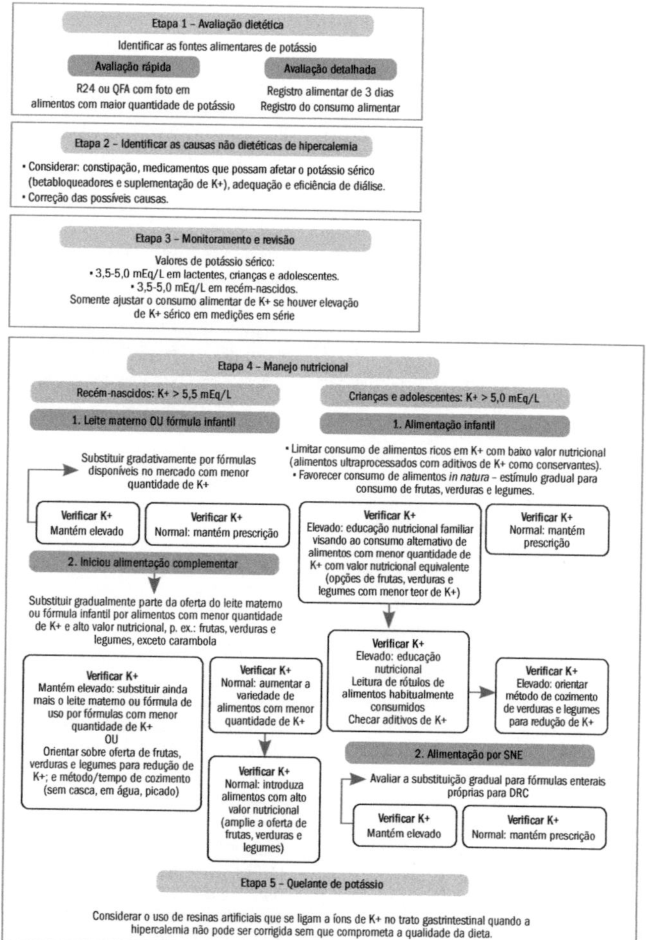

FIGURA 2 Fluxograma proposto para o manejo nutricional da hipercalemia.
k+: potássio; QFA: questionário de frequência alimentar; R24: recordatório alimentar de 24 horas; SNE: sonda nasoenteral.
Fonte: adaptada de Desloovere et al., 2021.[9]

INGESTÃO HÍDRICA

Pacientes em tratamento conservador geralmente não necessitam de restrição hídrica e as recomendações são similares às de pacientes pediátricos sadios. Em pacientes poliúricos, a reposição adequada é fundamental. Nos pacientes em terapia dialítica, as necessidades hídricas devem ser avaliadas individualmente, considerando função renal residual, ganho de peso interdialítico, hipertensão arterial, edema, débito urinário e outras perdas eventuais, como vômitos, diarreia e débito de enterostomias.

A DRC na infância merece atenção especial em razão da complexidade desde a etiologia, a progressão e o potencial impacto por toda a vida. A reavaliação periódica é indispensável para individualizar a conduta de acordo com a evolução individual de cada criança e adolescente.

REFERÊNCIAS

1. Schwartz GJ, Muñoz A, Schneider MF, Mak RH, Kaskel F, Warady BA, Furth SL. New equations to estimate GFR in children with CKD. J Am Soc Nephrol. 2009;20:629-37.
2. Kidney Disease: Improving Global Outcomes (KDIGO) CKD Work Group. KDIGO 2012 Clinical Practice Guideline for the Evaluation and Management of Chronic Kidney Disease. Kidney Int. (Suppl) 2013;3:1-150.
3. Flynn JT, Kaelber DC, Baker-Smith CM, Blowey D, Carroll AE, Daniels SR, et al. Subcommittee on Screening and Management of High Blood Pressure in Children. Clinical Practice Guideline for Screening and Management of High Blood Pressure in Children and Adolescents. Pediatrics. 2017;140(3):e20171904.
4. Nelms LN, Shaw V, Greenbaum LA, Anderson C, Desloovere A, Haffner D, et al. Assessment of nutritional status in children with kidney diseases-clinical practice recommendations from the Pediatric Renal Nutrition Taskforce. Pediatr Nephrol. 2021;36(4):995-1010.
5. Abreu ALCS, Soeiro EMD, Bedram LG, Andrade MC, Lopes R. Brazilian guidelines for chronic kidney disease-mineral and bone metabolism disorders in children and adolescents. Braz J Nephrol. 2021;43(4 Suppl 1):680-92.
6. Shaw V, Polderman N, Renken-Terhaerdt J, Paglialonga F, Oosterveld M, Tuokkola J, et al. Energy and protein requirements for children with CKD stages 2-5 and on dialysis-clinical practice recommendations from the Pediatric Renal Nutrition Taskforce. Pediatr Nephrol. 2020;35(3):519-31.
7. KDOQI Work Group. KDOQI clinical practice guidelines for nutrition in children with CKD: 2008 Update. Am J Kidney Dis. 2009;53(3)(Suppl 2):S70-3.

8. McAlister L, Pugh P, Greenbaum L, Haffner D, Rees L, Anderson C, et al. The dietary management of calcium and phosphate in children with CKD stages 2-5 and on dialysis-clinical practice recommendation from the Pediatric Renal Nutrition Taskforce. Pediatr Nephrol. 2020;35(3):501-18.
9. Desloovere A, Renken-Terhaerdt J, Tuokkola J, Shaw V, Greenbaum LA, Haffner D, et al. The dietary management of potassium in children with CKD stages 2-5 and on dialysis-clinical practice recommendations from the Pediatric Renal Nutrition Taskforce. Pediatr Nephrol. 2021;36(6):1331-46.
10. Rees L, Shaw V, Qizalbash L, Anderson C, Desloovere A, et al. Delivery of a nutritional prescription by enteral tube feeding in children with chronic kidney disease stages 2-5 and on dialysis-clinical practice recommendations from the Pediatric Renal Nutrition Taskforce. Pediatr Nephrol. 2021;36(1):187-204.
11. Stabouli S, Polderman N, Nelms CL, Paglialonga F, Oosterveld MJS, Greenbaum LA, et al. Assessment and management of obesity and metabolic syndrome in children with CKD stages 2-5 on dialysis and after kidney transplantation-clinical practice recommendations from the Pediatric Renal Nutrition Taskforce. Pediatr Nephrol. 2022;37(1):1-20.

Seção II

Outras doenças renais

11
Injúria renal aguda

Renata Rodrigues Teixeira

INFORMAÇÕES GERAIS

A injúria renal aguda (IRA) é uma síndrome, caracterizada pelo declínio rápido e repentino da função renal, com consequências metabólicas e nutricionais importantes. Apesar de estar associada com maiores morbidade e mortalidade, é uma condição potencialmente reversível.

A IRA é altamente prevalente em pacientes hospitalizados, especialmente em unidades de terapia intensiva (UTI), e, dentre as diversas causas, a sepse é a mais prevalente. No que diz respeito à nutrição, tanto a avaliação quanto a terapia nutricional são desafiadoras, considerando especialmente a heterogeneidade de indivíduos, com características metabólicas variáveis e muito diferentes, assim como as várias comorbidades associadas e a potencial necessidade de terapia dialítica.[1,2]

Os Quadros 1 a 4 descrevem a etiologia, os critérios para diagnóstico, os estágios e as anormalidades metabólicas da IRA.

QUADRO 1 Etiologia da injúria renal aguda

Etiologia	Principal característica	Mecanismos e exemplos
Pré-renal	Hipoperfusão renal	Condições que geram hipoperfusão renal: hemorragia e insuficiência cardíaca congestiva grave.
Renal	Alteração do parênquima renal	Condições que geram isquemia, toxicidade e/ou necrose tubular aguda: sepse, medicamentos nefrotóxicos, doenças vasculares (vasculites e hipertensão maligna), uso de contraste e glomerulonefrite aguda.

(continua)

QUADRO 1 Etiologia da injúria renal aguda *(continuação)*

Etiologia	Principal característica	Mecanismos e exemplos
Pós-renal	Obstrução das vias urinárias	Condições que geram obstrução na pelve renal, ureter, bexiga ou uretra: litíase renal e hiperplasia prostática.

Fonte: adaptado de KDIGO, 2012.[3]

QUADRO 2 Critérios para diagnóstico

Critério temporal	Critério funcional	Critério estrutural
< 7 dias	Aumento da creatinina sérica ≥ 0,3 mg/dL dentro de 48 horas OU Aumento da creatinina sérica ≥ 1,5 vez em relação ao valor basal, durante 7 dias OU Redução do volume urinário: < 0,5 mL/kg/hora por 6 horas	Sem critério

Fonte: adaptado de KDIGO, 2012.[3]

QUADRO 3 Estágios da injúria renal aguda

Estágio	Creatinina sérica	Volume urinário
1	1,5 a 1,9 vez o valor basal OU Aumento ≥ 0,3 mg/dL	< 0,5 mL/kg/h por 6 a 12 horas
2	2,0 a 2,9 vezes o valor basal	< 0,5 mL/kg/h ≥ 12 horas
3	3,0 vezes o valor basal OU Creatinina sérica ≥ 4,0 mg/dL OU Início de terapia renal substitutiva	< 0,3 mL/kg/h ≥ 24 horas OU Anúria ≥ 12 horas

Fonte: adaptado de KDIGO, 2012.[3]

QUADRO 4 Anormalidades metabólicas mais frequentes da injúria renal aguda

- Hipercatabolismo proteico.
- Alteração no metabolismo de aminoácidos específicos.
- Resistência periférica à insulina e hiperglicemia.
- Redução da lipólise, depuração prejudicada de gordura e hipertrigliceridemia.
- Depleção dos sistemas antioxidantes.
- Indução a um estado pró-inflamatório.
- Imunodeficiência.

Fonte: adaptado de Fiaccadori et al., 2021.[2]

Apesar da falta de evidências robustas ao considerar métodos de avaliação nutricional validados e recomendações nutricionais específicas para pacientes com IRA, recentemente duas diretrizes foram publicadas com discussões e propostas de avaliação e terapia nutricional para essa população: Diretriz de terapia nutricional do paciente com doença renal da Sociedade Brasileira de Nutrição Enteral e Parenteral (Braspen)[1] e a Diretriz de nutrição clínica em pacientes hospitalizados com doença renal da European Society for Clinical Nutrition and Metabolism (Espen).[2] Os Quadros 5 e 6 mostram os métodos de triagem e de avaliação nutricional propostos por essas duas diretrizes e as Tabelas 1 e 2, as recomendações nutricionais.

QUADRO 5 Triagem nutricional

Objetivo		Espen, 2021[2]	Braspen, 2021[1]
Avaliar risco de desnutrição	Indicação	Todos os pacientes hospitalizados, necessitando ou não de terapia dialítica e, especialmente, aqueles em UTI por mais de 48 horas.	—
	Instrumento	Não há instrumento específico. Instrumentos de triagem como MUST e NRS-2002 podem ser utilizados.	Não há instrumento específico. O MST pode ser priorizado.

MST: *Malnutrition Screening Tool*; MUST: *Malnutrition Universal Screening Tool*; NRS: *Nutritional Risk Screening*; UTI: unidade de terapia intensiva. Os formulários referentes a esses três instrumentos estão no final do capítulo.

QUADRO 6 Avaliação nutricional

<table>
<tr><th></th><th>Espen, 2021[2]</th><th>Braspen, 2021[1]</th></tr>
<tr><td>Peso corporal</td><td><ul><li>Peso atual: peso medido durante a hospitalização.</li><li>Peso seco: peso sem edema. Na impossibilidade de definir, utilizar o peso seco pré-admissional.</li><li>Peso ideal: peso seco com IMC entre 23 e 25 kg/m².</li><li>Peso ajustado: calculado quando o IMC está fora do ideal.</li></ul></td><td>—</td></tr>
<tr><td>Diagnóstico de desnutrição</td><td><ul><li>Não há critérios uniformes e validados, assim como uma ferramenta específica.</li><li>Quando houver risco de desnutrição, realizar avaliação nutricional ampla incluindo: história clínica, perda de peso não intencional ou diminuição do desempenho físico antes da admissão, exame físico, avaliação da composição corporal e de força.</li></ul></td><td><ul><li>Não há indicador isolado. Os mais importantes são:
– Perda involuntária de peso.
– IMC baixo (< 18 kg/m²).
– Ingestão de energia e proteínas abaixo do recomendado.
– Redução da força e funcionalidade muscular.</li><li>Apesar da ausência de validação, sugere-se o uso da ASG tradicional como ferramenta para diagnóstico.</li></ul></td></tr>
<tr><td>Composição corporal</td><td>Medidas antropométricas devem ser priorizadas.</td><td>—</td></tr>
<tr><td>Funcionalidade muscular</td><td>Em pacientes colaborativos, avaliar e acompanhar a força de preensão palmar. Não há valores de referência específicos; comparar o paciente com ele mesmo.</td><td>—</td></tr>
<tr><td>Avaliação do gasto energético</td><td>A calorimetria indireta deve ser priorizada e repetida sempre que houver mudança no quadro clínico. Diálise contínua: aplicar durante a diálise. Diálise intermitente: aplicar com um intervalo mínimo de 2 horas após a sessão de diálise.</td><td>—</td></tr>
</table>

ASG: avaliação subjetiva global; IMC: índice de massa corporal.

TABELA 1 Recomendações de energia e macronutrientes na injúria renal aguda

Componente dietético		Tratamento	Objetivo	Espen, 2021[2]	Braspen, 2021[1]
Energia	Recomendação	Com ou sem diálise	Adequar o estado nutricional	Na ausência da calorimetria, utilizar fórmula de bolso: ▪ 18 a 20 kcal/kg/dia + fator atividade e/ou estresse; ▪ > 65 anos: 27 kcal/kg/dia. ▪ Gravemente desnutridos: 30 kcal/kg/dia.	20-30 kcal/kg/dia de peso seco atual ou ideal em casos de obesidade ou muito baixo peso.
	Progressão da meta calórica	Com ou sem diálise	Evitar hiperalimentação	▪ Se aplicada a calorimetria indireta: evoluir gradualmente com 80 a 100% do gasto energético aferido. ▪ Se utilizada a fórmula de bolso: – 1º e 2º dias: iniciar oferta hipocalórica (até 70% do gasto energético estimado). – A partir do 3º dia: evoluir com 80 a 100% do gasto energético estimado.	▪ 1º e 2º dias: iniciar oferta hipocalórica (até 70% do gasto energético estimado). ▪ A partir do 3º dia: evoluir com 80 a 100% do gasto energético estimado.

(continua)

TABELA 1 Recomendações de energia e macronutrientes na injúria renal aguda *(continuação)*

Componente dietético		Tratamento	Objetivo	Espen, 2021[2]	Braspen, 2021[1]
Energia	Calorias não nutricionais	Com diálise	Evitar hiperalimentação	Considerar calorias não nutricionais ofertadas no processo dialítico (através de medicamentos ou da própria solução de diálise): ▪ Citrato (3 kcal/g). ▪ Glicose (3,4 kcal/g). ▪ Lactato (3,62 kcal/g).	Considerar calorias não nutricionais ofertadas no processo dialítico (através de medicamentos ou da própria solução de diálise): ▪ Citrato (3 kcal/g). ▪ Glicose (3,4 kcal/g). ▪ Lactato (3,62 kcal/g). ▪ Atenção com emulsões lipídicas para administração de medicamentos.
Proteínas	Recomendação	Sem diálise	Adequar o estado nutricional	▪ Sem catabolismo associado:[a] 0,8-1,0 g/kg/dia. ▪ Com catabolismo associado:[b] iniciar com 1,0 g/kg/dia e evoluir (gradualmente e conforme aceitação) para 1,3 g/kg/dia.	▪ Sem catabolismo associado:[a] 0,8-1,0 g/kg/dia. ▪ Com catabolismo associado:[b] 1,3-1,5 g/kg/dia.
			Reduzir proteínas para evitar ou adiar início de diálise?	Não é recomendado em pacientes catabólicos. A adequação do estado nutricional deve ser priorizada.	Não é recomendado em pacientes catabólicos. A adequação do estado nutricional deve ser priorizada.
		Com diálise	Adequar o estado nutricional	▪ Diálise intermitente: 1,3-1,5 g/kg/dia. ▪ Diálise contínua: 1,5-1,7 g/kg/dia.	▪ Diálise intermitente: cerca de 1,5 g/kg/dia. ▪ Diálise contínua: 1,7-2,5 g/kg/dia.
Carboidratos e lipídios	Recomendação	Com e sem diálise	Evitar e manejar hiperglicemia	Com base na necessidade energética e após adequação proteica, oferecer mais lipídios do que carboidratos.	—

[a] Pacientes com injúria renal aguda não complicada do ponto de vista metabólico, como em casos de obstrução do trato urinário e nefropatia induzida por contraste.

[b] O cálculo e a classificação do balanço nitrogenado podem auxiliar na adequação do consumo proteico.

TABELA 2 Suplementação de macro e micronutrientes na injúria renal aguda

Tópicos abordados		Espen, 2021[2]	Braspen, 2021[1]
Indicação de suplementação oral, terapia nutricional enteral ou parenteral		Todo paciente em UTI por mais de 48 horas.	—
Vias de administração	Suplemento oral	Para pacientes desnutridos ou em risco de desnutrição que não atingirem as recomendações nutricionais pela alimentação.	—
	Terapia nutricional enteral	Se 70% das necessidades nutricionais não forem atingidas por via oral (alimentação e suplementação oral), a nutrição enteral deve ser iniciada de forma gradual e em até 48 horas.	—
	Terapia nutricional parenteral	Se 70% das necessidades nutricionais não forem atingidas por via oral e enteral, a nutrição parenteral deve ser iniciada de forma gradual e dentro de 3 a 7 dias.	—
Tipos de formulação		Fórmulas específicas não devem ser rotineiramente utilizadas. A escolha da fórmula deve ser feita com base na necessidade energética e proteica individual. Em alguns pacientes, fórmulas para restrição hídrica e adequadas em eletrólitos podem ser priorizadas.	Priorizar formulações padrão de nutrição enteral e/ou parenteral. Formulações com restrição de eletrólitos podem ser indicadas de acordo com a necessidade individual.

(continua)

TABELA 2 Suplementação de macro e micronutrientes na injúria renal aguda *(continuação)*

Tópicos abordados	Espen, 2021[2]	Braspen, 2021[1]
Eletrólitos	As anormalidades de eletrólitos são comuns e devem ser monitoradas de perto.	O manejo de eletrólitos deve ser individualizado, de acordo com os níveis séricos. A necessidade de reposição depende de resultados séricos de cada paciente e de cada eletrólito. Níveis elevados podem indicar necessidade de diálise.
Micronutrientes	▪ Minerais: devem ser monitorados e suplementados. Atenção especial deve ser dada a zinco, selênio e cobre. ▪ Vitaminas hidrossolúveis: devem ser monitoradas e suplementadas. Atenção especial deve ser dada a vitamina C, folato e tiamina.	A suplementação de micronutrientes é recomendada para pacientes em diálise.
Glutamina	Não há recomendação de doses altas por nutrição parenteral.	Não é indicada para pacientes hipercatabólicos.
Ômega-3	Suplemento ou soluções de nutrição parenteral enriquecidas com ômega-3 não devem ser utilizados rotineiramente.	—

UTI: unidade de terapia intensiva.

A fim de quantificar a extensão do catabolismo proteico em pacientes hipercatabólicos e ofertar suporte nutricional adequado, foi proposto um cálculo específico para pacientes com IRA. Primeiro, deve-se calcular o aparecimento de nitrogênio ureico e, em seguida, aplicar o cálculo do balanço nitrogenado (Quadro 7). Por fim, de acordo com o balanço nitrogenado, o grau de catabolismo pode ser determinado (Quadro 8). O alvo é manter o paciente em catabolismo neutro ou anabolismo, no entanto, diante dos insultos catabólicos que acometem esses pacientes, um balanço nitrogenado menos negativo possível pode ser uma meta desejável.

QUADRO 7 Quantificação do catabolismo proteico

Cálculo do aparecimento de nitrogênio ureico (ANU)	ANU (g/dia) = excreção de NUU + variação do nitrogênio ureico sérico ANU = [(NUU × V) + (NUS2 - NUS1) × 0,006 × peso (kg) + (PC2 - PC1) × NUS2/100] Em que: ▪ NUU = nitrogênio ureico urinário em mg/dL. ▪ V = volume urinário de 24 horas em litros. ▪ NUS = nitrogênio ureico sérico inicial (NUS1) e final (NUS2) em mg/dL. ▪ PC = peso corporal inicial (PC1) e final (PC2) em kg.
	Para pacientes em diálise - contabilizar as perdas de nitrogênio ureico do dialisato: ▪ Coletar 40 mL de dialisato em momentos diferentes da diálise (início, meio e final da sessão), dosar o teor de ureia nas amostras e multiplicar pelo volume total de dialisato. ▪ Para conversão da ureia em nitrogênio: multiplicar o valor de ureia por 0,467.
Cálculo do balanço nitrogenado	Balanço nitrogenado (g/dia) = nitrogênio dietético ingerido (g/dia) - ANU (g/dia) Em que: ▪ Nitrogênio dietético ingerido = proteína ingerida (g)/6,25.

Fonte: adaptado de Druml, 2005.[4]

QUADRO 8 Classificação do catabolismo proteico conforme balanço nitrogenado

Balanço nitrogenado (g N/dia)	Classificação do catabolismo
≥ 0	Neutro ou anabolismo
< -5	Leve
Entre -5 e -10	Moderado
> -10	Grave

INSTRUMENTOS DE TRIAGEM E AVALIAÇÃO NUTRICIONAL

FERRAMENTA UNIVERSAL DE TRIAGEM PARA DESNUTRIÇÃO (MUST)

Somar as três pontuações para obtenção do risco de desnutrição

IMC atual (kg/m^2)	Pontuação
> 20	0
18,5 a 20	1
< 18,5	2

+

% Perda de peso involuntária nos últimos 3 meses	Pontuação
< 5	0
5 a 10	1
> 10	2

+

Se o indivíduo está gravemente doente e reduziu drasticamente a ingestão alimentar ou se há possibilidade de não conseguir alimentar-se durante > 5 dias

Pontuação 2

Pontuação 0 = baixo risco

Cuidados de saúde de rotina
Repetir o rastreio:
- Hospital: semanalmente.
- Instituições de cuidados: mensalmente.
- Comunidade: anualmente para grupos especiais, p. ex., indivíduos > 75 anos.

Pontuação 1 = médio risco

Observar
- Registar o consumo alimentar durante 3 dias.

Se adequado: baixa preocupação e repetir o rastreio.
- Hospital: semanalmente.
- Instituição de cuidados: no mínimo mensalmente.
- Comunidade: pelo menos de 2 a 3 meses.

Se inadequado: preocupação clínica.
- Seguir as políticas locais, definir objetivos, melhorar o consumo alimentar, monitorar e rever o plano de cuidados regularmente.

Pontuação > 2 = alto risco

Tratar*
- Consultar nutricionista, equipe de terapia nutricional ou implementar a política local.
- Definir objetivos, melhorar e aumentar a ingestão alimentar.

Monitorar e rever o plano de cuidados:
- Hospital: semanalmente.
- Instituição de cuidados e comunidade: mensalmente.

* A menos que seja prejudicial ou sem benefício como no caso de morte iminente.

Todas as categorias de risco:
- Tratar as condições subjacentes e prestar ajuda e aconselhamento nas opções alimentares, quando necessário.
- Registrar a categoria de risco da desnutrição.
- Registrar a necessidade de dietas especiais e seguir a política local

Obesidade: Registar a presença de obesidade. Para os pacientes com condições subjacentes, estas são geralmente controladas antes do tratamento da obesidade.

Fonte: adaptada de Elia M.[5]

FERRAMENTA DE TRIAGEM DE RISCO NUTRICIONAL (NRS 2002)

Etapa 1. Triagem inicial

Questões	Sim	Não
1) O IMC é < 20,5 kg/m²		
2) O paciente perdeu peso nos 3 últimos meses?		
3) O paciente teve sua ingestão alimentar reduzida na última semana?		
4) O paciente está em estado grave? (p. ex., em terapia intensiva)		

Nenhuma resposta positiva: repetir semanalmente
Alguma resposta positiva: passar para a Etapa 2

Etapa 2: Triagem final

Impacto no estado nutricional	Pontuação	Gravidade da doença	Pontuação
Estado nutricional adequado.	0	Recomendação dietética atendida.	0
Perda de peso > 5% em 3 meses OU aceitação da alimentação por via oral entre 50 e 75% da recomendação dietética preconizada há uma semana.	1	Fratura de quadril. Pacientes com doenças crônicas (especialmente com complicações agudas): cirrose, doença pulmonar obstrutiva crônica, hemodiálise, diabetes e câncer.	1
Perda de peso > 5% em 2 meses OU IMC = 18,5 a 20,5 kg/m² + piora das condições gerais OU aceitação da alimentação por via oral entre 25 e 50% da recomendação dietética preconizada há uma semana.	2	Cirurgia abdominal de grande porte, acidente vascular cerebral, pneumonia grave, leucemia	2
Perda de peso > 5% em 1 mês (> 15% em 3 meses) OU IMC < 18,5 k/m² + piora das condições gerais OU aceitação da alimentação por via oral entre 0 e 25% da recomendação dietética há uma semana.	3	Traumatismo craniano, transplante de medula óssea, pacientes críticos (APACHE > 10)	3
Calcule a pontuação final			

- Calcule a pontuação (0 – 3) tanto para o impacto no estado nutricional, como para gravidade da doença.
- Some as duas pontuações (pontuação total).
- Se a idade for > 70 anos: some 1 à pontuação total para corrigir a fragilidade de idosos.
- Se a pontuação final (corrigido para idade) for ≥ 3: paciente em risco nutricional, iniciar a terapia nutricional.
- Se a pontuação final for < 3 refazer a triagem semanalmente.
- Se o paciente for submetido a um procedimento cirúrgico maior, um plano nutricional pré-cirúrgico deve ser elaborado para evitar riscos.

Fonte: adaptada de Kondrup et al. 2003.[6]

FERRAMENTA DE TRIAGEM PARA DESNUTRIÇÃO (MST)

Questões	Pontuação
Você teve perda recente de peso não intencional? Não Não sabe	 0 2
Se sim, de quanto foi a sua perda de peso em quilogramas? 1 a 5 6 a 10 11 a 15 > 15 Não sabe	 1 2 3 4 2
Você está comendo menos por redução do apetite? Não Sim	 0 1
Total	

Escore total ≥ 2 pontos indica que o paciente tem risco nutricional

Avaliação Subjetiva Global (ASG)

A. História

1. Alteração no peso

Perda total nos últimos 6 meses: ________kg = % perda = ______ %

Alteração nas últimas duas semanas: ( ) Aumento ( ) Sem alteração ( ) Diminuição

2. Alteração na ingestão alimentar (em relação ao habitual)

( ) Sem alteração ( ) Alterada: duração = ______ semanas.

Tipo de alteração: ( ) Dieta sólida subótima ( ) Dieta líquida completa

( ) Dieta líquida hipocalórica ( ) Jejum

3. Sintomas gastrintestinais (que persistam por > 2 semanas)

( ) Nenhum ( ) Náuseas ( ) Vômitos ( ) Diarreia ( ) Anorexia

4. Capacidade funcional

( ) Sem disfunção (atividades normais)

( ) Disfunção: ______________________________ Duração = ________ semanas

Tipo: ( ) Trabalho subótimo ( ) Ambulatório ( ) Acamado

5. Doença e sua relação com necessidades nutricionais

Diagnóstico primário (especificar):__________________________

Demanda metabólica (estresse): ( ) Sem estresse ( ) Baixo

( ) Moderado ( ) Elevado

B. Exame físico

Para cada categoria, especificar: 0 = normal; 1 = depleção leve; 2 = depleção moderada; 3 = depleção grave.
Perda de gordura subcutânea (tríceps, tórax):____ Perda muscular (quadríceps, deltoide): ____ Edema tornozelo: ___ Edema sacral: ___ Ascite:___

Com base nas características da história e do exame físico, os profissionais devem identificar uma classificação ASG que indica o estado nutricional do paciente, com base na ponderação subjetiva e não em um esquema numérico explícito. É recomendado colocar maior peso dos julgamentos nas variáveis: perda de peso, baixa ingestão alimentar, perda de tecido subcutâneo e perda de massa muscular.

C. Avaliação subjetiva global (selecione uma)
( ) A = bem nutrido ( ) B = moderadamente (ou suspeita de ser) desnutrido
( ) C = gravemente desnutrido

REFERÊNCIAS

1. Zambelli CMSF, Gonçalves RC, Alves JTM, Araújo GT, Goncalves RCC, Gusmão MHL, et al. Diretriz BRASPEN de terapia nutricional no paciente com doença renal. BRASPEN J. 2021;36(Supl 2);1-31.
2. Fiaccadori E, Sabatino A, Barazzoni R, Carrero JJ, Cupisti A, De Waele E, et al. ESPEN guideline on clinical nutrition in hospitalized patients with acute or chronic kidney disease. Clin Nutr. 2021;40(4):1644-68.
3. Kidney Disease: Improving Global Outcomes (KDIGO) Acute Kidney Injury Work Group. KDIGO Clinical Practice Guideline for Acute Kidney Injury. Kidney Int Suppl. 2012;2:1-138.
4. Druml W. Nutritional support in acute renal failure. Handbook of nutrition and the kidney. 5. ed. Philadelphia: Lippincott Williams & Wilkins; 2005. p.95-114.
5. Elia M. The "MUST" REPORT. Nutritional screening of adults: a multidisciplinary responsibility. Development and use of "Malnutrition Universal Screening tool ("MUST") for adults. BAPEN. Disponível em: https://www.bapen.org.uk/pdfs/must/must-report.pdf (acesso 11 jun 2024).
6. Kondrup J, Rasmussen HH, Hamberg O, Stanga Z; Ad Hoc ESPEN Working Group. Nutritional risk screening (NRS-2002): a new method based on analysis of controlled clinical trials. Clin Nutr. 2003;22:321-36.
7. Ferguson M, Capra S, Bauer J, Banks M. Development of a valid and reliable malnutrition screening tool for adult acute hospital patients. Nutrition. 1999;15:458-64.
8. Detsky AS, McLaughlin JR, Baker JP, Johnston N, Whittaker S, Mendelson RA, Jeejeebhoy KN. What is subjective global assessment of nutritional status? J Parent Ent Nutr. 1987;11(1):8-13.

12

Doença renal policística autossômica dominante

Fabiana Baggio Nerbass
Lilian Cuppari

INFORMAÇÕES GERAIS

A doença renal policística autossômica dominante (DRPAD) é a causa hereditária mais comum de falência renal no mundo. No Brasil, representa 4% dos pacientes em terapia dialítica.[1]

No geral, é recomendado que pessoas com essa doença adotem hábitos de vida saudáveis para, além dos benefícios associados, diminuírem também o risco de outras doenças que afetam a saúde renal, como hipertensão e diabetes melito.

Atualmente, várias abordagens dietéticas, incluindo restrição calórica, dieta cetogênica e jejum intermitente, estão sob investigação em ensaios clínicos randomizados. No entanto, os benefícios de cada abordagem necessitam de comprovação.

Assim, pessoas com DRPAD devem ser aconselhadas e incentivadas a consumir uma dieta de alta qualidade nutricional, ingestão de proteínas de acordo com o estágio da doença renal crônica (DRC) e com restrição de sódio.

A Tabela 1 resume as recomendações dietéticas com base em estudos que avaliaram a relação entre nutrientes e alimentos e a progressão da DRPAD, tanto relacionada ao crescimento dos cistos como à DRC já instalada.[2]

TABELA 1 Recomendações nutricionais para pessoas com doença renal policística autossômica dominante

	Recomendação	Comentários
Líquidos*	≥ 2 litros por dia ou quantidade para produzir > 2 litros/dia de urina.	Preferir água pura. Consumo hídrico elevado diminui o risco de cálculos renais e pode reduzir a progressão da doença renal crônica.
Sódio	< 2 g de sódio/dia, equivalente a < 5 g de sal.	A ingestão excessiva de sódio tem sido associada ao crescimento acelerado de cistos e à hipertensão.
Proteínas	Sem doença renal crônica: 0,8-1,0 g/kg/dia. Com doença renal crônica: de acordo com a fase (ver Capítulo 4).	Maior proporção de proteínas provenientes de vegetais. Consumo ≥ 1,3 g/kg/dia pode ser prejudicial.
Energia**	25-35 kcal/kg/dia, individualizada para evitar ou tratar sobrepeso e obesidade.	Sobrepeso e obesidade estão associados a problemas de saúde e podem acelerar a progressão da doença renal policística autossômica dominante.
Lipídios	< 30% do valor energético total. Saturados < 10% do valor energético total.	Recomendação para a população em geral.
Fibras	25-38 g/dia (14 g/1.000 kcal).	Recomendação para a população em geral.
Cafeína	< 400 mg/dia (1 xícara de café = aproximadamente 100 mg; 1 lata de refrigerante de cola = 33 mg).	Em modelos animais, a cafeína promoveu o aumento dos cistos. Sem evidências em humanos.
Geral	Dieta balanceada: ▪ Consumo elevado de vegetais, frutas, grãos integrais, legumes, proteína vegetal, oleaginosas, gorduras insaturadas. ▪ Consumo baixo de carnes processadas, carboidratos refinados e bebidas açucaradas.	Recomendação para a população em geral. Pelo menos 400 g (5 porções/dia) de frutas e vegetais, excluindo tubérculos.

*A hiponatremia pode se desenvolver particularmente se os pacientes forem tratados com medicamentos que predispõem a essa condição, como inibidores seletivos da recaptação da serotonina (ISRS). A ingestão de água deve ser individualizada nesses casos.
** Ao calcular o índice de massa corporal, deve se levar em consideração o peso dos rins e do fígado aumentados por meio da fórmula: Peso corporal ajustado = peso atual – volume total dos rins (kg) – volume total do fígado (kg) + 1,87 (homens) ou 1,53 (mulheres).
** Pessoas com ingestão oral insuficiente por organomegalia ou DRC avançada devem ser avaliadas quanto ao risco de desnutrição energético-proteica e/ou sarcopenia.
Fonte: adaptado de KDIGO 2023.[2]

REFERÊNCIAS

1. Nerbass FB, Lima H N, Thomé FS, Vieira Neto OM, Sesso R, Lugon JR. Brazilian Dialysis Survey 2021. Brazilian J Nephrol. Epub ahead of print 4 November 2022.
2. National Kidney Foundation. KDIGO 2023 Clinical Practice Guideline for the evaluation, management, and treatment of Autosomal Dominant Polycystic Kidney Disease (ADPKD).

13
Síndrome nefrótica

Lilian Cuppari
Fabiana Baggio Nerbass

INFORMAÇÕES GERAIS

A síndrome nefrótica (SN) é causada por uma série de desordens que causam danos ao rim e levam à perda urinária de albumina (cerca de 80% das proteínas perdidas) e de outras proteínas plasmáticas de tamanho semelhante. A causa mais comum é a glomerulonefrite membranosa. A SN pode ocorrer também secundária a outras doenças como diabetes melito, câncer, lúpus eritematoso sistêmico, mieloma múltiplo, amiloidose, doenças genéticas e imunológicas e outras doenças renais, como glomeruloesclerose segmentar e focal (GESF), nefropatia por IgA, entre outras. Independentemente da causa, o dano à capacidade de permeabilidade da barreira glomerular resulta na intensa perda urinária de proteínas.[1,2]

Os sintomas mais comuns são proteinúria, edema (face, tornozelo e pernas, abdome), urina espumosa, acúmulo de líquidos, hipoalbuminemia, hiperlipidemia e trombofilia. É diagnosticada em adultos quando a proteinúria for ≥ 3,5 g em urina de 24 horas ou quando a relação entre proteína e creatinina na urina (RPC) for ≥ 3.000 mg/g em amostra. Em alguns casos é necessário biópsia renal.[1,2]

O Quadro 1 descreve as principais abordagens terapêuticas.

QUADRO 1 Abordagens terapêuticas no tratamento da síndrome nefrótica

Abordagens terapêuticas
Controle da pressão arterial (< 130/80 mmHg)
Medicamentos inibidores/bloqueadores do receptor da enzima de conversão da angiotensina
Diuréticos quando necessário (p. ex.: espironolactona)
Corticosteroides e outros medicamentos que inibem o sistema imunológico
Medicamentos que reduzem o colesterol, como as estatinas
Anticoagulantes para prevenir coágulos
Modificações dietéticas

Fonte: adaptado de McCann, 2015;[1] Ananthakrishnan et al., 2020.[2]

O manejo dietético tem por objetivo auxiliar no controle das complicações (Tabela 1).

TABELA 1 Manejo dietético na síndrome nefrótica

Componente da dieta	Recomendação
Sódio	< 2 g/dia, equivalente a 5 g de sal (cloreto de sódio).
Proteínas	Sem DRC: 0,8-1,0 g/kg peso ideal/dia. Com DRC: de acordo com taxa de filtração glomerular (ver Capítulo 4). Proteínas de vegetais podem ser as fontes principais. Embora as evidências não sejam consistentes, alguns estudos sugerem a utilização da soja.
Energia	De acordo com a necessidade para manter ou atingir o IMC adequado e limitar a adiposidade central para diminuir o risco de desenvolvimento e progressão da DRC, eventos cardiovasculares e óbito.
Gorduras	Restringir na presença de hipercolesterolemia para diminuir o risco cardiovascular. Gorduras totais: < 30% do valor energético total. Mono ou poli-insaturada: entre 7 e 10% do valor energético total. Colesterol < 200 mg/dia.
Micronutrientes	Se houver deficiência, suplementar ferro, zinco e vitamina D.
Líquidos	Restringir se houver edema maciço ou hiponatremia.

DRC: doença renal crônica; IMC: índice de massa corporal.
Fonte: adaptada de McCann, 2015;[1] Ananthakrishnan et al., 2020;[2] KDIGO, 2021.[3]

REFERÊNCIAS

1. McCann L. Pocket guide to nutrition assessment of patient with kidney disease. 5. ed. New York: National Kidney Foundation; 2015.
2. Ananthakrishnan S, Yeun JY, Kaysen GA. Nephrotic syndrome. In: Burrowes JD, Kovesdy CP, Byham-Gray LD, editors. Nutrition in kidney disease. 3. ed. Switzerland: Humana Press; 2020.
3. Kidney Disease: Improving Global Outcome (KDIGO). Clinical practice guideline for the management of glomerular diseases. Kidney Int. 2021;100(4 Suppl.):S1-S276.

14
Litíase renal

Fabiana Baggio Nerbass
Lilian Cuppari

INFORMAÇÕES GERAIS

A litíase renal ou nefrolitíase é uma afecção caracterizada por um processo patológico de biomineralização que ocorre no sistema urinário decorrente de uma ruptura do equilíbrio entre precipitação e solubilidade de sais na urina.

É uma doença altamente prevalente e sua incidência tem aumentado juntamente com outras doenças relacionadas às mudanças nos padrões alimentares da população, como obesidade, hipertensão e diabetes melito. Os fatores de risco para a nefrolitíase são genéticos, ambientais e dietéticos.

A composição da urina é grandemente determinada pela composição da dieta do indivíduo. Assim, dieta rica em sódio, em proteínas de origem animal e bebidas adoçadas com açúcar e frutose tem como consequência elevada excreção de cálcio, ácido úrico, oxalato e fósforo e diminuição de elementos inibidores da cristalização como citrato, magnésio e pH urinário, favorecendo, assim, a formação dos cálculos. A Tabela 1 descreve como interpretar os componentes urinários.[1]

O consumo adequado de frutas e hortaliças parece ser um fator protetor para a formação dos cálculos, por estar diretamente relacionado à ingestão de fatores antilitogênicos como potássio, magnésio, citrato e fitato. A Tabela 2 mostra as recomendações nutricionais na litíase renal.[2]

A terapia nutricional para diminuição do risco de recorrência de nefrolitíase depende de alguns fatores, entre os principais o tipo de cálculo formado e o perfil metabólico urinário. Os cálculos mais frequentes na população são os de oxalato de cálcio (75%), estruvita (10-20%) e ácido úrico (5-10%), e os menos frequentes são de fosfato de cálcio (5%) e cistina (1%).

TABELA 1 Interpretação dos componentes urinários

Componente da urina de 24 horas	O que o teste avalia?	Valores normais	Possíveis causas de valores anormais
Volume	Fluxo urinário diário	> 2.500 mL/dia	Menor: baixo consumo hídrico.
Creatinina (mg/kg de peso corporal)	Coleta de urina adequada	Homens: 18-24 mg/kg Mulheres: 15-20 mg/kg	Menor: menos de 24 horas de coleta. Maior: mais de 24 horas de coleta.
Cálcio	Risco de cálculo com cálcio	Homens: < 250 mg/dia Mulheres: < 200 mg/dia	Menor: doença óssea. Maior: hipercalciúria idiopática, dieta rica em sódio, dieta rica em proteína, hiperparatireoidismo primário.
Fósforo	Hiperparatireoidismo primário, desnutrição, má-absorção	0,6-1,2 g/dia	Menor: doença intestinal, desnutrição. Maior: consumo alimentar elevado.
Oxalato	Risco de cálculo de oxalato de cálcio	20-40 mg/dia	Maior: consumo alimentar elevado de oxalato e/ou de vitamina C; se > 80 mg/dia, doença intestinal inflamatória ou oxalose.
Magnésio	Quelante de oxalato Avalia risco de cálculo de cálcio	30-120 mg/dia	Menor: alguns laxativos, desnutrição, má-absorção, aumento do risco de cálculos de cálcio por ter mais oxalato disponível.
Citrato	Risco de cálculos de oxalato de cálcio e de ácido úrico	Homens: > 450 mg/dia Mulheres: > 550 mg/dia	Menor: acidose tubular renal, hipocalemia, elevado consumo de proteína animal, acidose, diarreia.

(continua)

TABELA 1 Interpretação dos componentes urinários *(continuação)*

Componente da urina de 24 horas	O que o teste avalia?	Valores normais	Possíveis causas de valores anormais
Ácido úrico	Cálculo de ácido úrico	Homens: < 0,8 g/dia Mulheres: < 0,75 g/dia	Maior: elevado consumo de proteína animal (purinas), bebidas alcoólicas, superprodução endógena, diabetes, uso de medicamentos inibidores do transportador tubular de sódio-glicose (iSGLT2).
pH	Risco para diferentes tipos de cálculos	5,8-6,2	Menor: acidose tubular renal, acidose, infecção urinária, elevado consumo de proteína animal (purina); < 5,5 aumenta o risco de cálculo de ácido úrico. Maior: dieta vegetariana, consumo elevado de cítricos; pH >6,5 aumenta o risco de cálculo de oxalato de cálcio.
Sódio	Estima o consumo de sódio	50-150 mEq/dia (1.150-3.450 mg/dia)	Menor: doença intestinal. Maior: consumo de sódio elevado.
Potássio	Avalia o risco de hipocitratúria e adesão à medicação (se em uso de diuréticos)	20-100 mEq/dia	Menor: doença intestinal, diuréticos, laxativos.
Nitrogênio urinário	Avalia metabolismo proteico	6-14 g/kg/dia	Maior: elevado consumo proteico.

Fonte: adaptada de Han et al., 2014.[1]

TABELA 2 Recomendações nutricionais na litíase renal de acordo com diferentes diretrizes internacionais

Componente dietético	American Urological Association	European Association of Urology	Canadian Urological Association
Líquidos	Consumo hídrico para atingir volume urinário mínimo de 2,5 L/dia.	Consumo hídrico de 2,5-3,0 L/dia; bebidas com pH neutro; meta de volume urinário 2,0 a 2,5 L/dia; meta de gravidade específica da urina < 1,010.	Consumo hídrico para atingir volume urinário mínimo de 2,5 L/dia.
Cálcio	Pessoas com cálculos de cálcio e hipercalciúria devem limitar consumo de sódio e consumir 1.000-1.200 mg/dia de cálcio.	Consumo adequado de cálcio: 1.000-1.200 mg/dia.	Consumo adequado de cálcio: 1.000-1.200 mg/dia; se necessária, a suplementação de cálcio deve ser tomada junto com as refeições.
Oxalato	Pessoas com cálculo de oxalato de cálcio e hiperoxalúria devem limitar o consumo de alimentos ricos em oxalato e manter consumo adequado de cálcio.	Se hiperoxalúria, restringir consumo de oxalato.	Pacientes com cálculos de oxalato de cálcio e hiperoxalúria devem moderar o consumo de oxalato.
Proteínas	Restrições específicas se cálculo de ácido úrico ou de cistina, hipocitratúria.	Limitar consumo de proteína animal a 0,8-1,0 g/kg/dia.	Pessoas com recorrência de cálculo de oxalato de cálcio ou ácido úrico devem moderar o consumo de proteínas animais e evitar alimentos ricos em purinas.

(continua)

TABELA 2 Recomendações nutricionais na litíase renal *(continuação)*

Componente dietético	American Urological Association	European Association of Urology	Canadian Urological Association
Sódio	Consumo < 2.300 mg/dia.	Consumo de cloreto de sódio entre 4 e 5 g/dia.	Consumo < 2.300 mg/dia.
Frutas e hortaliças	—	Dieta balanceada rica em frutas e hortaliças.	Dieta rica em fibras, frutas e hortaliças.
Vitamina C	—	—	Suplementação > 1.000 mg/dia não é recomendada (> risco de hiperoxalúria e litíase).
Estilo de vida	—	IMC para adultos: 18 a 25 kg/m^2; controle de estresse; atividade física.	—
Risco metabólico			
Hiperuricosúria	Pessoas com cálculos de ácido úrico ou cálculos de cálcio e com ácido úrico urinário elevado devem limitar proteína animal.	—	Limitar consumo de proteína animal e purina.
Hipocitratúria	Pessoas com cálculos de cálcio e hipocitratúria devem aumentar a ingestão de frutas e hortaliças e limitar a de proteína animal não láctea.	—	Aumentar consumo de alimentos ricos em citrato (especialmente limão e laranja).
Ureia elevada	—	Evitar consumo elevado de proteínas animais.	—
Magnésio baixo	—	Suplementação de 200-400 mg/dia.	—

Fonte: adaptada de Dahl et al., 2022.[2]

OXALATO

O conteúdo de oxalato dos alimentos e sua absorção são muito variados e o efeito do oxalato dietético na excreção urinária de oxalato é controverso. Por isso, para pessoas com cálculos de oxalato de cálcio ou hiperoxalúria é recomendado evitar o consumo de alimentos com grande quantidade de oxalato ou, se consumi-los, associar a alimentos fontes de cálcio propiciando a formação de oxalato de cálcio no lúmen intestinal, que não é absorvido, sendo excretado pelas fezes.

TABELA 3

Alimento (100 g)	Oxalato (mg)
Espinafre cru/cozido	1.145/460
Ruibarbo cru/cozido	532/309
Cacau em pó	623
Amêndoa torrada	469
Castanha-de-caju torrada	262
Avelã crua	222
Chocolate	117
Chá, infusão	72
Beterraba crua/cozida	64/48
Cenoura crua/cozida	44/18
Leguminosas cozidas (feijões, grão-de-bico, lentilha, soja)	25-80

Fonte: adaptada de Han et al., 2015.[3]

REFERÊNCIAS

1. Han H, Seifter JL. Nephrolithiasis. In: Byham-Gray LD, Burrowes JD, Chertow GM (Eds.). Nutrition in kidney disease. 2. ed. Totowa, NJ: Humana Press; 2014. p.355-73.
2. Dahl NK, Goldfarb DS. Nutritional prevention and treatment of urinary tract stones. In: Kopple JD, Massry SG, Kalantar-Zadeh K, Fouque D, editors. Nutritional management of renal disease. 4. ed. London: Elsevier; 2022. p.685-97.
3. Han H, Segal AM, Seifter JL, Dwyer JT. Nutritional management of kidney stones (nephrolithiasis). Clin Nutr Res. 2015;4(3):137.

15

Transplante renal

Fabiana Baggio Nerbass
Lilian Cuppari

INFORMAÇÕES GERAIS

O transplante renal, quando bem-sucedido, corrige amplamente as anormalidades metabólicas associadas à uremia. No entanto, efeitos colaterais de medicamentos imunossupressores e mudanças de estilo de vida podem originar um novo conjunto de desordens metabólicas, como obesidade, hipertensão, diabetes e dislipidemia. Juntamente com as comorbidades preexistentes, essas desordens podem impactar negativamente o sucesso do transplante renal a curto e longo prazos, incluindo retardo na função do enxerto, rejeição aguda, nefropatia crônica do enxerto e redução da sobrevida do receptor e do enxerto.[1]

É importante mencionar que o estado nutricional do paciente pré-transplante parece influenciar os desfechos pós-transplante, conforme indicado no Quadro 1. Por essa razão, manter a melhor condição do paciente no período de diálise é muito importante.

QUADRO 1 Estado nutricional pré-transplante e desfechos pós-transplante

Estado nutricional	Pós-transplante
Baixo peso e/ou desnutrição energético-proteica	Aumento do risco de infecção e de mortalidade pós-transplante.
Obesidade	Curto prazo: função retardada do enxerto, rejeição aguda, distúrbios de cicatrização de feridas e aparecimento de diabetes. Longo prazo: doenças cardiovasculares, aumento da morbidade e mortalidade.

Fonte: adaptado de Chan e Chadban, 2022.[1]

O pós-transplante é comumente divido em três fases principais: imediato (três primeiros meses), manutenção e, caso ocorra, a fase na qual há disfunção crônica do enxerto renal. Algumas complicações podem ocorrer nas três fases, conforme descrito no Quadro 2.

QUADRO 2 Potenciais complicações pós-transplante renal

Pós-transplante imediato (doses elevadas de imunossupressores)	▪ Estresse cirúrgico ▪ Diarreia ▪ Hiperglicemia ▪ Diabetes ▪ Dislipidemia ▪ Infecções ▪ Hipofosfatemia ▪ Anemia ▪ Hipertensão ▪ Aumento do peso ▪ Desnutrição
Fase de manutenção	▪ Dislipidemia ▪ Diabetes ▪ Obesidade ▪ Desnutrição ▪ Doença cardiovascular ▪ Câncer ▪ Rejeição crônica ▪ Osteoporose ▪ Sarcopenia
Disfunção do enxerto	▪ Sintomas urêmicos ▪ Hipervolemia ▪ Hiperpotassemia ▪ Hiperfosfatemia

Fonte: adaptado de Chan e Chadban, 2022.[1]

Em relação à abordagem nutricional, há diferenças entre as fases, conforme mostrado na Tabela 1.

TABELA 1 Recomendações nutricionais após o transplante renal imediato e na fase de manutenção

	Imediato (primeiros 3 meses)	Manutenção
Padrão alimentar	Dieta semelhante à empregada no pré-Tx até funcionamento adequado do enxerto	Dieta saudável e balanceada de acordo com guia alimentar local alinhado com dietas padrão DASH e mediterrânea
Energia	30-48 kcal/kg/dia Atingir ou manter peso adequado	25-35 kcal/kg/dia Adaptado às necessidades individuais para um peso saudável de acordo com idade, sexo e nível de atividade física
Proteína	1,4 g/kg/dia	0,75-1,0 g/kg/dia
Sódio	< 2,3 g/dia Pode necessitar de aumento da ingestão na fase poliúrica	< 2,3 g/dia
Potássio	Normalmente sem restrição com enxerto funcionante. Pode necessitar de aumento da ingestão na fase poliúrica	Ajustes podem ser necessários apenas na presença de hiperpotassemia
Cálcio	1.200-1.500 mg/dia	RDA – 1.000-1.300 mg/dia de acordo com a idade
Fósforo	~ 1.200 mg/dia Suplementação se ocorrer hipofosfatemia	Ajustes apenas na vigência de hiperfosfatemia ou função renal diminuída para diminuir o risco de hiperfosfatemia
Outras vitaminas e minerais	Próximo à RDA	Próximo à RDA
Suplementação de vitaminas e minerais	Individualizada conforme a necessidade	Individualizada conforme a necessidade
Líquidos	Consumo elevado	Consumo para manter hidratação adequada

DASH: *dietary approaches to stop hypertension*; RDA: *recommended dietary allowances*.
Fonte: adaptada de Chan e Chadban, 2022.[1]

Importante: na vigência de diminuição da taxa de filtração glomerular por disfunção crônica do enxerto, as recomendações nutricionais devem ser referentes ao estágio da doença renal crônica (ver Capítulo 4).

Os medicamentos imunossupressores utilizados após o transplante renal podem causar efeitos colaterais com potencial para influenciar o estado nutricional. Há basicamente dois tipos de medicamentos imunossupressores: os indutores e os de manutenção. O Quadro 3 lista os medicamentos mais empregados e seus efeitos.

QUADRO 3 Medicamentos imunossupressores e os efeitos relacionados à nutrição

Medicamento	Efeitos colaterais relacionados à nutrição
Azatioprina	Diarreia, dor de estômago, redução do apetite, perda de peso, empachamento.
Basiliximabe	Sintomas gripais, diarreia, náusea, vômito, constipação, dor abdominal.
Corticosteroides/ prednisona	Os efeitos são dose-dependentes. Retenção de sódio e hídrica, hiperpotassemia, distensão abdominal, hemorragia gastrintestinal, aumento do apetite, diabetes/hiperglicemia, osteopenia, hipertensão.
Ciclosporina	Dor abdominal, diminuição do apetite, náusea, vômito, diarreia, candidíase oral, hiperplasia gengival, ganho de peso, hiperpotassemia, hipomagnesemia, hipertensão, hiperglicemia, dislipidemia e hipofosfatemia.
Micofenolato	Dor abdominal, sangramento de gengiva, inchaço, boca seca, aumento do apetite e sede, náusea e vômito, ganho ou perda de peso.
Sirolimo	Dislipidemia, hipopotassemia, úlceras bucais, sintomas gripais, edema periférico, náusea, vômito, diarreia, constipação, empachamento.
Tacrolimo	Diarreia, náuseas, aumento da sede, diminuição do apetite.

Fonte: adaptada de MCann, 2015.[2]

SEGURANÇA ALIMENTAR

A segurança alimentar é necessária em todas as fases pós-transplante para diminuir o risco de problemas associados com o consumo de alimentos contaminados em decorrência do risco aumentado de infecções consequente ao uso de medicamentos imunossupressores.

Orientações sobre higienização correta dos alimentos, das mãos e utensílios de cozinha; cozimento adequado de alimentos com maior risco de contaminação, como carnes e ovos; e demais instruções sobre boas práticas na aquisição, armazenamento e preparação de alimentos, são importantes.

REFERÊNCIAS

1. Chan M, Chadban S. Nutritional management of kidney transplantation. In: Kopple JD, Massry S, Kalantar-Zadeh K, Fouque D (Eds.). Nutritional management of renal disease. London: Elsevier; 2022.
2. McCann L. Pocket guide to nutrition assessment of patient with kidney disease. 5. ed. New York: National Kidney Foundation; 2015.

Índice remissivo

A

B

C

D

N

O

P

Q

R

S

T

U

V